生酮飲食

醣類DOWN，學習力UP！
日本名醫教你提升孩童免疫力與專注力

Dr.白澤の　頭は1日でよくなる　ケトン食でできる子に

讓孩子變聰明

白澤卓二——著
宗田哲男——特別撰述
黃威勝——審訂

謝素麗
林蔚儒——譯

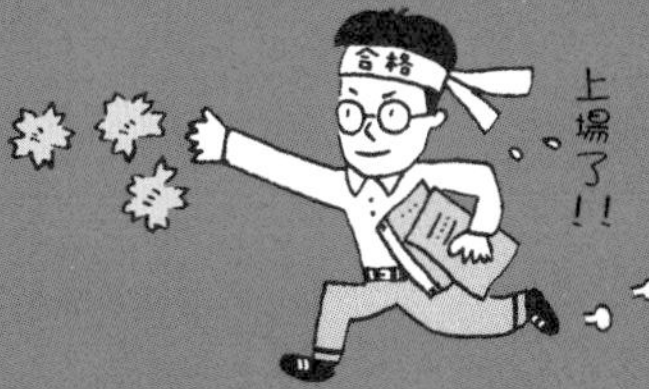

審訂序

正確的生酮飲食從小做起

醫學之父希波克拉底曾說：「Let food be thy medicine and medicine be thy food（醫食同源）」，俗語也說「病從口入」，從根本上改變飲食做起，乃是避免疾病纏身的不二法門。

最近書店裡的健康書籍專區，充斥著琳瑯滿目的生酮飲食書籍，在台灣的生酮飲食風潮比起日本有過之而無不及。但看什麼樣的書比較安心？建議還是有專業醫療人員審訂的書較能傳遞正確的知識。

低醣飲食，在日本叫做糖質制限，「糖質」意思是纖維以外的碳水化合物，但台灣目前找不到相當的名詞，因此就用醣類代替。所以低醣生酮飲食是不用限制纖維攝取的。（為了達到更高的酮體，有些眾說紛紜）

那麼何謂生酮飲食？當執行完完全全的低醣飲食，也就是不食用任何澱粉（平均一般人大概一天要少於五十克碳水化合物攝取），身體無法使用多餘的醣類當作能源時，就會使用脂肪酸和酮體，而自動進入生酮狀態。但治療癲癇的生酮飲食，對酮體濃度的要求又更高，因此名稱一樣是生酮飲食，仍有程度的差別。

我本身執行低醣飲食已經快四年，最大的好處就是不太容易變胖，不會有以往吃完澱粉後昏昏欲睡的情形（因不會有機能性低血糖情形），若喝酒也不太會宿醉（推測原因是大量攝取的動物性食物中維他命B群較多，喝無糖的蒸餾酒並不會讓血糖上升）。在台大家醫科門診，一些第二型糖尿病病人或代謝症候群病人使用低醣飲食後，成效非常良好，甚至有些病人最後不用吃藥，大家也都說精神變好，或者晚上比較好睡。而台大醫院對第二型糖尿病人做的研究，也得到正面的結果，例如血糖能改善，但對膽固醇和腎功能則無影響等。對病患來說，因為低醣飲食不用像傳統糖尿病飲食需要計算熱量而且可以吃到飽，因此相當受歡迎。

本書作者白澤醫師是前東京順天堂大學的教授，是抗老化醫學的專家，常上電視節目講解許多抗老觀念和低醣飲食，也寫了許多著作，是了不起的學者。而最近他也來過台灣開辦第一次生酮檢定課程，有興趣的讀者可以上網搜尋。

我會幫這本書審訂的原因，是我和本書的撰稿人宗田哲男醫師認識已久，而我也幫忙審訂他在日本最暢銷著作的中文版《生酮飲食：現代人的健康救星》。宗田醫師厲害之處為他是第一個去測定胎兒和孕婦酮體濃度的婦產科醫師，因為發現濃度很高，可合理推論胎兒是使用酮體為能量來源。宗田醫師上個月還告訴我他最近測了一位死亡胎兒腦部的酮體濃度，也是非常高。既然胎兒是使用酮體為能量來源，那一般健康的成人或小孩在無特殊狀況下理所當然可以使用生酮飲食。或者讀者也可以思考，有七百萬年歷史的非農耕時代原始人，是怎麼演化成現代人的，若低醣生酮飲食有危險，我們現代人怎麼會存在？

當然目前對於一般兒童長期（比如說十年）使用生酮飲食的安全性，仍沒有相關論文，但不代表就不應該使用這飲食，就像本書中舉的諸多例子，兒童在使用生酮飲食後，專注力得以增加，那為何不試試看呢？尤其現在肥胖的兒童越來越多（有些人二十幾歲就得到第二型糖尿病），低醣生酮飲食應更被重視。生酮飲食同時也避免了常見慢性過敏原：麩質的攝取，間接避免許多怪病，如自體免疫疾病，治療自然醫學所說的腸漏症，可說一石二鳥。對於一些有精神疾病問題的小孩子，新宿的溝口徹醫師也發現生酮飲食對他們成效非常好，因為避免了血糖大幅度震盪造成的機能性低血糖，另外腦內的神經傳導物質其成分為蛋白質，原料都要從高蛋白飲食來，身體的很多生化反應，也都需要大量礦物質以及維他命來維持。若採取低醣生酮飲食，原料較不缺乏，則症狀自然會較穩定。

當然若有醫療人員仍質疑安全性的話，不妨自己作個隨機試驗研究，因為相當需要。但說實在，遠水救不了近火，以糖尿病病人為例，在還沒等到長期研究結果出來前，自己可能就發生一堆併發症了。

在此說明一下執行生酮飲食的禁忌症和注意事項：

- 診斷為胰臟炎的患者不可使用。↓因為低醣生酮飲食是高脂肪飲食。
- 肝硬化不可使用。↓因為肝若不好，無法糖質新生。
- 長鏈脂肪酸代謝異常症不可使用。↓無法好好代謝脂肪。
- 有在使用糖尿病的口服藥物或者打胰島素的患者，為了預防低血糖發作，在開始低醣生酮飲食前必須要和醫生討論，必要時須減藥預防低血糖發作。

◆ 腎功能異常者，也必須和醫生討論。

臨床上，剛踏入低醣飲食的人，會有幾天到幾週不等的過渡期，因為身體需要時間轉換成使用脂肪為能源的模式，此過渡期可能會有一些疲倦或是運動較喘的現象，可以補充礦物質如鉀與鎂等，或飲用書中提到的大骨湯。或者剛開始不用馬上跳入生酮飲食，先把平常吃的醣類減半，讓身體慢慢適應，之後比較容易成功，也較少過渡期的副作用。採用漸進式，對意志力較不強的老人或小孩很重要。而一般人也常常忘了，不是多吃油就能生酮，一定要極力控制碳水化合物的攝取。

台灣的醫學教育並沒有教導太多的營養學，許多醫師大概看診時也不太會問病人怎麼吃，這是較為可惜的地方，以糖尿病來說，傳統的熱量限制飲食，就是強迫病患要吃多少比例的碳水化合物，結果病患因而血糖上升，然後再使用降血糖藥物把它降下來，這樣的邏輯有點奇怪。

為了知道什麼樣的食物會使血糖升高，在此推薦大家Abbott公司推出的「FreeStyle LibreFlash Glucose Monitoring System」智慧血糖檢驗系統，不用扎針就可以兩個禮拜內隨時偵測血糖，對想要測試自己有無達到生酮飲食，是非常實用的裝置。

既然台灣現在生酮飲食如此流行，我希望讀者能全力發展一些讓外食族也能充分執行生酮飲食的餐廳或食物，比如書中的低醣飯、麵或麵包等，目前只有日本買得到。我的夢想是以後台灣也能發展許多好吃的低醣小吃，與日本低醣飲食界作交流。

台大醫院家庭醫學部總醫師

黃威勝

推薦序

實踐生酮飲食，不分年齡

台灣已經邁入高齡社會，少子化以及高齡化所衍生的諸多社會課題，需要我們積極去面對解決。根據許多流行病學調查研究結果顯示，慢性病的形成原因主要與生活環境、生活習慣、飲食內容有著密切的關聯。傳統的營養學中，主要提供熱量的三大營養素各佔有相對的比例，而在各國的飲食指南中也對應這些比例而產生飲食建議攝取量。一直以來，我們對於飲食的內容，特別是維持健康條件下的飲食組成，通常會建議遵循飲食指南。

大腦是人體最大的神經器官，大約佔體重的百分之三，但卻消耗全體大約百分之二十的葡萄糖作為主要的能量來源。日常的飲食常識大家都知道，重要的決策、關鍵性的考試等重要的時刻，通常都會以均衡的飲食來增進、活化腦力。然而，到底什麼樣的飲食才能讓我們保持腦力、讓我們思緒清晰？其中，用於治療癲癇的生酮飲食，便在某些臨床研究中證實，讓身體處於生酮狀態下可以增加學習以及注意力。

本書作者白澤教授以多年的臨床研究經驗及科學理論，將艱深的醫學理論以淺顯易懂的文字表達，提出增進腦力的理論基礎，並教導讀者實踐正確的生酮飲食及生活習慣，提出適當利用各種食物的營養成分以及烹調方式，除了可以讓一般讀者更容易了解飲食計畫的進行以及健康飲食的概念之外，最重要的是可以保護大腦，讓大腦順暢運作。就如同書中所提及的，不管年紀多大，你的智能、記憶力和心情都是可以改變的。

近百年來醫學的進步非常快速，在健康資訊充斥的時代中，如何找到適合自己並在日常生活中實踐的方法確實不易。本書從科學的角度評析飲食方法對於腦力發展的重要性，介紹對大腦有益及有害的營養素，並提出具體的參考飲食內容，讓讀者更容易親身體驗與實踐飲食計畫。讀者可以參考本書的飲食建議，建立正確的生活、飲食、營養觀念，打造一生的好腦力！

台北醫學大學保健營養學系教授
陳俊榮

中文版序

生酮飲食影響每個人的健康

養育一個健康聰明的孩子，是每個國家所有父母共同的期望。但近年卻因為異位性皮膚炎、ADHD（注意力缺陷／過動症）、繭居、自閉症等疾病不斷增加，成為神經發育的主要障礙。目前已知小兒科領域的神經精神疾病和老年人的認知機能障礙，都與營養問題有所關聯。

我研究阿茲海默症將近三十年，長期以來被認為病因不明的這項疾病，在一九八〇年代發現是由於β類澱粉蛋白所導致，因而讓疾病的研究有了飛躍性的進展。此外對發病因素也有了更深入的研究，在病理上發現罹患糖尿病、運動不足或飲食不規律時，β類澱粉蛋白形成的老人斑會變嚴重。反過來說，改善生活習慣就可以抑制老人斑加重。特別是在飲食習慣中，醣類的攝取對認知機能和阿茲海默症的病症有很大的影響。在我審訂的另一本書《阿茲海默症有救了！椰子油生酮體，改善大腦退化的救星》中也已介紹過椰子油在這方面的效用。

椰子油裡的中鏈脂肪酸會在肝臟中代謝產生酮體，接著被運送至大腦當作能量來源。而罹患阿茲海默症的病人，便是陷入大腦無法代謝醣類的狀態，導致記憶和學習障礙，因此阿茲海默症的問題也可以說是一種營養不均的障礙。許多醫學報告都指出，當人們從原本以醣類為主的飲食習慣，改為以脂肪為主的低醣飲食時，認知機能就可以得到改善。美國的大衛・博瑪特博士在《無麩質飲食，讓你不生病！》一書中明白表示，醣類當中尤其以麵粉所含的麩質問題最大。博瑪特博士的研究發現，麩質的代謝產物與大腦鴉片受體結合後，會產生類似麻醉藥的活性物質，且麩質還會刺穿腸粘膜，導致腸漏症（Leaky Gut Syndnme）。在腸漏症中，腸內毒素會穿過腸黏膜，直接攻擊大腦、降低認知機能，這部分最近也受到關注。

麩質的問題不僅是高齡失智症患者的問題。兒童的自閉症和發展遲緩症狀中也同樣發生了營養的問題。而自閉症、發展遲緩和癲癇患者在改採生酮飲食後，症狀會有所改善，所以目前在美國，都會建議自閉症和ADHD兒童採用無麩質飲食。

讓我們來看看現代兒童的飲食環境吧。學校的營養午餐會供應牛奶和麵包，但麵包往往是使用進口的麵粉製成的。而且滿街都在賣巧克力、糖果、洋芋片等零食，孩子們又常常為了方便，在速食店吃個漢堡或炸雞就算一餐。餐點所使用的油脂則是含有大量Omega-6系列脂肪酸的沙拉油，加上越來越少吃魚，導致Omega-3的油脂攝取量跟著減少，孩子也攝取越來越多使認知機能降低的砂糖，而減少攝取可以改善認知機能的優良油脂。

在本書中，中學一年級和小學四年級的兄弟倆被要求實行一個月的生酮飲食，書中介紹了他們食用生酮飲食前後，認知機能和記憶能力的變化，顯示改採生酮飲食的孩子不但記憶力提高，成績也蒸蒸日上。

另外本書也透過具體案例和以案例為基礎的醫學事實，用簡單易懂的方式說明要養育聰明的孩子應該準備什麼樣的飲食。

今年（二〇一八）四月我造訪台灣時，出席了一場關於生酮飲食對健康影響的講座，講座上有許多求知若渴的讀者，使我明白生酮飲食在台灣也已經形成一股熱潮。然而，與生酮有關的資訊氾濫成災，其中一部分並沒有正確的營養學和醫學根據。我認為兒童的智力和精神發育與國家的未來息息相關，為了讓國家朝著正確的方向前進，必須推廣、普及正確的營養學。我希望今後也能定期在台灣開設課程，和在日本一樣推廣正確的「生酮飲食」知識。期待這本書可以成為邁向這個目標的指示牌。

白澤卓二

中文版序

認識酮體的益處

台灣的各位好朋友：

去年我在台灣出版了一本書，名為《生酮飲食：現代人的健康救星》，這次則應日本機能飲食協會理事長白澤卓二教授之邀，在他的新書《生酮飲食讓孩子變聰明》中撰寫部分章節。

我是一位婦產科醫生，長年鑽研哪些營養對懷孕的母親、胎兒及新生兒有益。至今人們似乎都以為葡萄糖對於胎兒和新生兒相當重要，然而我卻發現懷孕的母親和胎兒實際上都是靠酮體生存的。

更令人驚訝的是，胎盤組織中含有大量酮體，讓我明白一直被認為不好的酮體，其實才是讓胎兒生存的物質，更可以解釋懷孕時的各種疾病。尤其懷孕時攝取醣類卻無法加以處理的「妊娠糖尿病」，在實行以肉類為主的生酮飲食、產生酮體後便可以解決。目前我們也已經知道生酮飲食可以治療癲癇發作，被運用在嚴重癲癇等疾病中。

白澤教授發現生酮飲食可以激發孩子的大腦，讓成績進步。迄今為止被認為是危險物質的酮體，其實是安全又有效的，因為我們在胎兒體內發現了濃度非常高的酮體。

在我們醫院出生的孩子都不是喝粥長大、而是吃肉長大的，他們的共同點是身體非常健康，強壯結實，不愛哭鬧，總是安安靜靜。

他們的母親看到自己養育的小孩長得比預期的更健壯，體重也比外表看起來更重時，除了大吃一驚，也都感到心滿意足。

因此我要向正在養兒育女的各位家長鄭重推薦「生酮飲食」這項飲食方法。

我父親來自台灣台中縣，二次大戰前到日本的一所大學就讀，之後就一直留在日本，因此我雖然是在日本出生成長，但現在在台灣也還有許多親戚。

目前在日本，利用低醣飲食來治療糖尿病已經取得巨大的成功，我也希望台灣的各位閱讀了這本書後，能了解「低醣飲食」和「酮體」的效果，進而透過飲食，每天過著健康的生活，這樣我便會感到無比的幸福。

而我和我的父親也會一起為祖國各位朋友的健康和幸福祈禱。

宗田哲男

前言

從小培育「生酮體質」

每位父母的願望都是養育出健康聰明的孩子，但事實上卻經常事與願違，如小孩罹患異位性皮膚炎、ＡＤＨＤ（注意力缺陷／過動症）、繭居在家或是情緒控制困難等。

那麼，為什麼會發生這些狀況呢？

我長年研究糖尿病和失智症，已經看診超過三十年，最近也開始針對兒童的自閉症等病症進行問診。

來診所看診的不只是成年人，近年來陸續有許多兒童患者求診，使我注意到糖尿病和失智症等中高齡疾病，與以兒童病患為主的異位性皮膚炎有一些相同之處。

這主要呈現在飲食習慣上。大人們因為以醣類（譯註：原文「糖質」意指去掉膳食纖維的碳水化合物，但台灣沒有具體的翻譯名詞，因此本書皆以「醣類」來表示）為中心的飲食，導致糖尿病、高脂血症、動脈硬化、脂肪肝、代謝症候群、癌症及失智症等，也就是容易染上所謂的慢性生活習慣病。而這些飲食習慣也會給兒童的健康成長帶來負面影響。

一般很難想像「慢性生活習慣病與兒童疾病的成因有共同點」，但如果我們想培養健康聰明的孩子，首先就要重新審視他們的飲食習慣。

近年來我們經常聽到一些少見的專業術語，比如「生酮」，而有點難的醫學和營養學的解說也不斷被提出，在理解這些內容的同時，我們也應該檢討兒童的飲食，只要加以改善就可以確實讓腦部活化。各位可以藉由本次在書中提供協助的小朋友的變化，理解我所推薦的飲食生活是多麼有效。

其中一位小朋友僅僅花一個月的時間，就像變魔術般完全改善了異位性皮膚炎。他只是改變了飲食，便表示「頭腦變得清楚」，而且成績比過往都進步。另外還有小孩因此提升了專注力，更能專注在從小就開始學的鋼琴上，進而通過了鋼琴比賽的預賽。

我在書裡常提到的關鍵字正是「低醣飲食」和「酮體」。

提到「低醣飲食」，大部分的人所知道的是用來減重或治療糖尿病，但多數人可能還是不太清楚什麼是「酮體」。在這裡我想請大家記住，「酮體」這項物質是大腦所需的重要能量來源。當你可以使用酮體作為大腦的能量來源時，大腦的功能必然會得到改善和提升。

說到這裡，對健康議題多少有所理解的人或許會搔著頭覺得無法置信，「大腦乃至身體的能量來源是由醣類分解出來的葡萄糖才對吧……」。對人類來說，葡萄糖確實是非常重要的能量來源，但葡萄糖成為大腦的能源後所引起的害處，在最近的研究中也陸續被證實。

在執行低醣飲食時，葡萄糖不足的部分轉由酮體取代，成為大腦所需要的能源。而除了大腦之外，所有的細胞和組織也主要以酮體為能量來源，這樣的狀態被稱為「生酮體質」。

美國的巴克老年醫學研究所（Buck Institute for Research on Aging）和加州大學戴維斯分校（UC Davis）的學者所做的老鼠實驗，利用迷宮針對記憶力和最新情報處理及認知能力做測試，結果顯示給實驗老鼠食用生酮飲食比給碳水化合物的成績要來得好。或許有人會說那畢竟是實驗老鼠，人類吃了生酮飲食並不會產生同樣的結果。

其實我也曾針對中學一年級和小學四年級的兄弟，花了約一個月的時間讓他們食用生酮飲食，並對他們進行認知能力和記憶力變化的臨床實驗，結果兩人的認知能力和記憶力確實增加了。

在這本書中，我也舉出有具體的實例作為根據的醫學事實，淺顯地說明應該利用什麼樣的飲食來培養聰明的孩子。我相信只要培育出「生酮體質」，目前許多難以解決的養育問題都將迎刃而解。

醫學博士　白澤卓二

二〇一七年十一月

目次 Contents

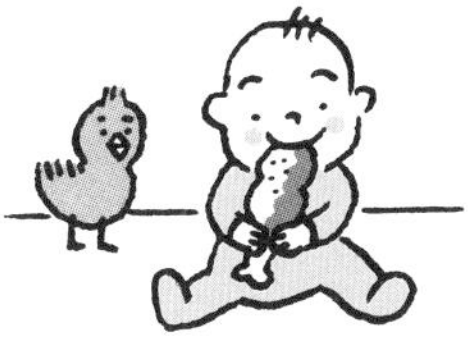

生酮育兒的4個實例

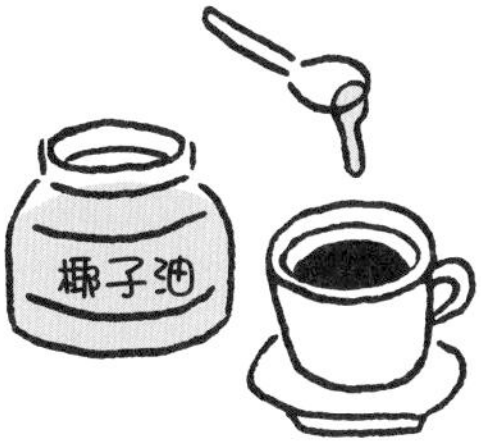

第3章 培育聰明孩子的飲食基礎

第4章

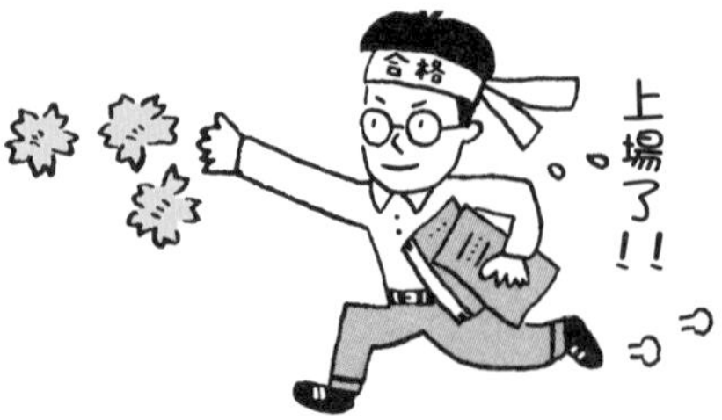

日文版工作人員
裝幀・設計　細山田光信＋千本聰（細山田設計事務所）
插圖　淺生HARUMIN
食譜設計、營養計算　檢見崎聰美（營養師）
書籍架構　宍戶幸夫（Two One Editors）
責任編輯　近藤祥子（主婦之友社）

第1章

4個實例
讓大腦重生！
令人驚訝的
生酮飲食體驗

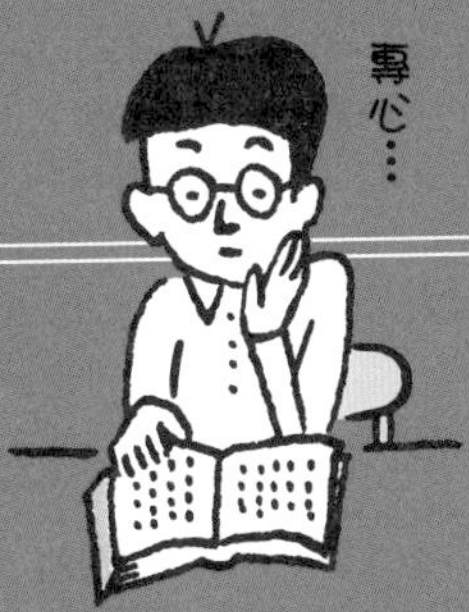

為何孩子的成績沒有進步？

要是孩子從學校回家之後都會乖乖做功課，也會去補習，但成績還是不夠理想，這時候，最主要的問題或許就出在他的飲食上。

很可能會有人反駁，表示自己讓小孩「準時吃三餐，而且吃的都是營養豐富的食物」。但我在這裡並不是指讓小孩吃沒有營養的食物，而是指飲食內容有問題。

早餐吃麵包或白飯，中午就算自己帶便當或是吃學校的營養午餐，也一樣是吃麵包或白飯，點心是巧克力或餅乾、冰淇淋等甜點以及含糖飲料。至於晚餐則仍舊是以白飯為主的餐食，且對正在發育的小孩來說，多吃幾碗飯是常有的事。

像這樣三餐都以白飯、麵包和麵類為主，可說正是小孩的成績無法提升的最主要原因。

「身為日本人當然每餐都要吃白飯」、「麵包、麵類和白飯一樣都是增強活力的食

材」、「發育期的小孩不吃米飯等主食，就無法健康成長，大腦也無法獲得充分的營養」——應該有很多人這麼想吧。

事實上恰恰相反，正是白飯、麵包和麵類讓你的孩子大腦變得不靈光。這項說法或許令人難以置信，但只要你讀了這本書，便可以理解我所說的是千真萬確。

當脂肪成為大腦的能量來源，孩子的成績便會有飛躍性的成長

我們食用白飯、麵包和麵類，成為以大腦為首的所有細胞和肌肉等組織燃燒所需要的能量來源，但像這樣以醣類為主食的飲食習慣，卻讓我們的大腦受到損害。

可能有人會問：什麼樣的能量來源對我們來說最好呢？我認為正是以脂肪為主要成分的脂肪酸所製造的物質「酮體」。只要以「酮體」作為能量來源，就會出現下列現象，但這並非是奇蹟。

- **注意力集中**

  頭腦變得清醒，可以專注學習

- **判斷力提高**

  保持適當的判斷力，不會犯下粗心的錯誤

- **餐後不覺得睏倦**

  因為餐後的血糖值沒有急遽起伏，所以下午上課時不會覺得睏倦

- **心平氣和**

  能夠保持平常心，即使在考試等緊張的情況下也可以放鬆身心，充分發揮實力

- **不焦躁**

  不會被小事激怒，總是平心靜氣

- **不被壓力擊垮**

  隨時處於放鬆狀態，即使感受到壓力，也能從容應對

在這本書中，會以簡單易懂的方式來說明，以酮體為能量來源的生酮體質為何能促使大腦活化，為此又應該攝取什麼樣的飲食。

首先，我要介紹生酮飲食的基本規則，和擁有生酮體質的小孩所產生的變化。

讓大腦靈活的生酮飲食基本規則

剛聽到「生酮飲食」這個陌生的詞彙時，
各位可能會感到有點不安，
覺得這是很難的事，自己恐怕做不到，
但這些擔心其實都是多餘的。
生酮飲食的基本規則只有四項，
我將在這一節簡單說明。
一旦理解這些基礎知識，執行起來就很簡單了！
不妨先試著實踐三天看看。

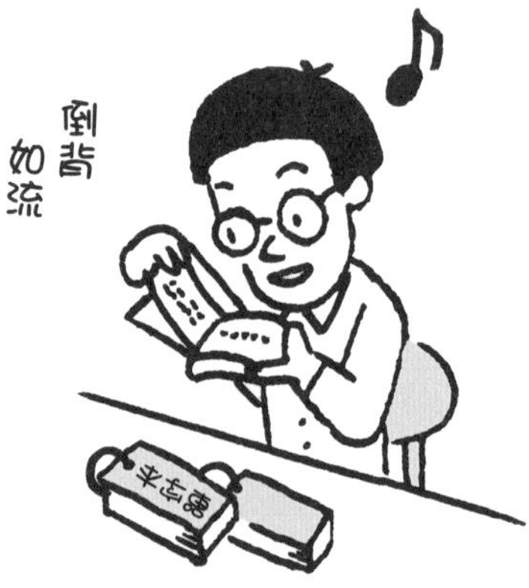

基本規則1 重新評估兒童對醣類的依賴性，盡可能避免加工食品

▼先從其中一餐開始戒掉主食的攝取

三餐基本上要以自製的為主。

提到醣類，大部分的人第一時間都會聯想到砂糖。當然，除了蛋糕等甜點和零食，我們也要盡可能避免加工食品。

然而醣類攝取最多的來源其實是米飯、麵包和烏龍麵等麵類，也就是我們的主食。例如一碗白飯（約一五〇克）約含醣類五十五克，早中晚三餐各吃一碗的話，則約攝取了一六五克的醣類。

我不禁開始思考現在的日本人對醣類的依賴。一天要攝取多少醣類才會被認為依賴成癮呢？答案是一八〇克以上。也就是一天只要吃三碗白飯、再吃一些甜點，便差不多是處於醣類依賴狀態。也就是說，目前的孩子幾乎都屬於這樣的狀態。

要擺脫這樣的狀態，首先就要少吃一碗白飯。如果是在學校吃營養午餐的孩子，則早餐要禁止食用主食。就算只有早餐不吃主食，也會使大腦更靈活。

▼如果要吃飯，糙米會比精白米好

另外，非要吃飯時，請不要選擇精白米，而要食用糙米。我建議選擇糙米並不是因為它大量減少了醣類，而是因為糙米必須多咀嚼，因此就算吃的量少還是可以獲得飽足感。另一個理由是，跟精白米相比，糙米除了醣類之外，還含有豐富的維他命和礦物質等重要的營養素。

不妨先習慣一天只攝取一百克的醣類，再慢慢遞減醣類的攝取量吧。

▼甜食、零食和含糖飲料都NG

點心建議選擇含有大量高品質脂肪的杏仁和腰果等堅果類。

基本規則2 無麩質・無酪蛋白

▼盡可能不要讓孩子吃麵包、義大利麵等麵類

麩質是存在小麥中的一種蛋白質。以小麥為原料所製造的主食有麵包、義大利麵、烏龍麵等。

減少主食或限制甜食和甜麵包等，便會降低麩質的攝取。然而，小麥不僅用於麵包等主食，漢堡排或咖哩醬等菜餚裡也使用了少量的麵粉，因此這類與小麥相關的製品也要避免。

小麥所含的麩質對成長中大腦的發育有哪些不好的影響，在後面的章節我會再詳加說明，在這裡只能說，攝取過多的麩質會讓大腦變遲鈍，出現全身疲倦、發抖等症狀。

除了白飯，也要慢慢減少食用麵包、義大利麵、烏龍麵等麵類。

▼少喝牛奶

與麩質一樣在兒童成長期要控制的還有酪蛋白，這是在牛奶中含量最多的蛋白質之一。

為何酪蛋白不好？主要是因為酪蛋白難以分解，會傷及腸粘膜，引起發炎。平時只要喝牛奶，就會反覆引發腸道發炎，破壞保護腸壁的屏障。結果導致原本不會侵入健康腸道的異物進入體內，使體內發炎，引發過敏反應。

要避免發炎或慢性中毒影響大腦活化，就必須時時留意無酪蛋白的飲食生活，同時應該從小魚乾或小松菜等食材中攝取不足的鈣質。如果孩子吃的是學校的營養午餐，那麼就要觀察他的狀態，節制每天飲用的牛奶量，避免過敏。

基本規則3 充分攝取優質蛋白質和脂肪

▼攝取優質蛋白質

蛋白質是健全身心發育和提高免疫力不可或缺的重要營養素。我建議從肉、魚、蛋、起司等食物中攝取。盡量每餐從兩種以上的食品中攝取蛋白質。

▼攝取讓大腦活化的脂肪

酮體是大腦的能量來源，而椰子油則是製造酮體的來源。在執行低醣飲食時攝取椰子油，會感受到大腦的認知能力和專注力有所提升。

另外，讓大腦活化的脂肪酸DHA和EPA多存在於鯖魚、亞麻籽油和紫蘇籽油中。而我們應該刻意避開的是反式脂肪酸和氧化過的油等不好的油品。

基本規則4 充分攝取維生素、礦物質

▼每餐必吃蔬菜、菇類和海藻類

維他命和礦物質可以調整身體狀態，因此不妨多多攝取富含這類營養素的燉煮食物、味噌湯和大骨湯。

蔬菜，菇類和海藻含有豐富的植物化學成分（Phytochemical）等抗氧化物質，可以防止大腦退化。

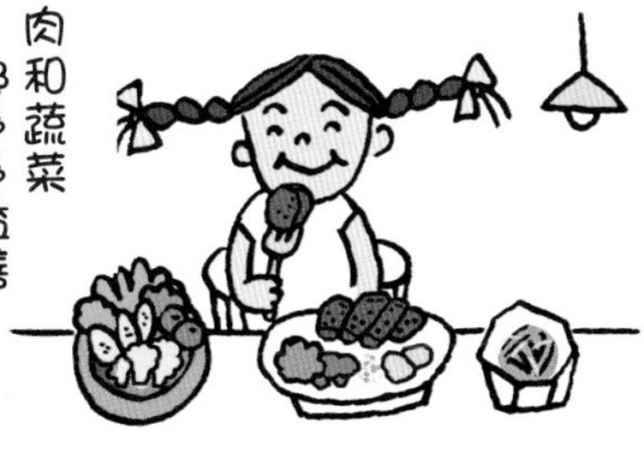

生酮育兒 1

兄弟倆挑戰一個月的生酮飲食！頭腦變好、成績進步！皮膚也煥然一新！

父親對以低醣為基礎的生酮飲食相當感興趣，全家人的生酮飲食計畫就此展開

我們是住在東京郊區的四人小家庭，除了我和外子，家中還有就讀中學一年級的長子（12歲）和就讀公立小學四年級的次子（9歲）。

哥哥從小就很喜歡吃蔬菜，我認為可能對身體不好的食物，剛好他都討厭。此外對甜食也沒有什麼需求，但就是一直被過敏性鼻炎所擾。

弟弟則喜歡甜食，從學校返家後，每天下午的點心就是吃一點海綿蛋糕、果凍或冰淇淋。和哥哥一樣有過敏性鼻炎，另外還有異位性皮膚炎。

外子原本就對低醣和生酮飲食非常感興趣，所以很樂意參加這次的體驗。另外他也很想知道「一個月內單純食用低醣飲食的料理和攝取椰子油，在身心方面會因為執行生酮飲食而產生哪

兄弟在體驗前的特徵和用餐狀況

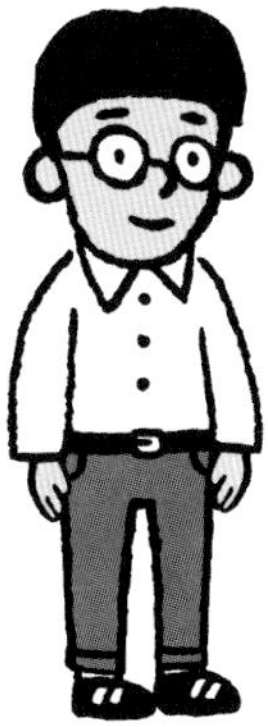

哥哥 A君　**私立中學1年級・12歲**

有過敏性鼻炎。從小就喜歡吃蔬菜。不太吃甜食。

第一次檢查日的飲食

前一天晚餐　中式肉丸、綜合蔬菜沙拉、白飯、魚板

早餐　紫蘇海帶芽飯糰、煎雞腿肉、沙拉、優格加手工製作的杏桃果醬、麥茶

午餐　三明治餐盒（火腿、番茄、小黃瓜三明治，紫蘇歐姆蛋三明治，手工杏桃果醬三明治）

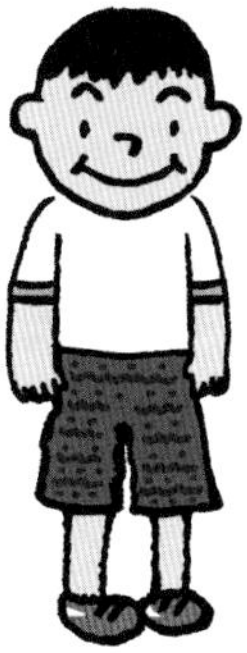

弟弟 B君　**公立小學4年級・9歲**

有過敏性鼻炎和異位性皮膚炎。特別喜歡甜食。雖然量少，但每天都要吃果凍、冰淇淋、仙貝等零食。最喜歡的點心是巧克力螺旋麵包。

第一次檢查日的飲食

前一天晚餐　跟哥哥一樣

早餐　跟哥哥一樣

午餐　學校的營養午餐

點心　有果凍的橘子汁200ml

些變化」，因此跟白澤醫生商量後，讓孩子們做了一次徹底的認知機能檢查（Cognitrax）。

而我也想幫忙改善他們的過敏症狀，所以在飲食上提供了全面的協助。平常我們都已經習慣被白飯綁架，如今因為執行生酮飲食，反而更能品嚐到各式料理的風味。也多虧孩子們並未抗拒生酮飲食，才讓這項實驗順利進行。

接下來，我將介紹我們一家人為期一個月的生酮飲食情形。

一個月不吃米飯等主食的無麩質體驗。嘗試肉、魚、蛋、大豆製品及蔬菜為主的膳食

首先我會盡量選擇肉、魚、蛋、大豆製品，在設計菜單的時候考慮到營養均衡，也不忘加入蔬菜。雖然弟弟因為喜歡甜食，所以偶爾會說「好想吃餅乾蛋糕！」但總算順利完成了為期一個月的生酮飲食生活。

結束這次的生酮飲食後，我們試著去了吃到飽的餐廳，吃了義大利麵和麵包，但那天晚上全家人的胃都覺得非常不舒服。我和哥哥的臉有點腫，頭腦有些遲鈍，弟弟的異位性皮膚炎也忽然開始惡化，抓癢抓個不停。

第1天 開始

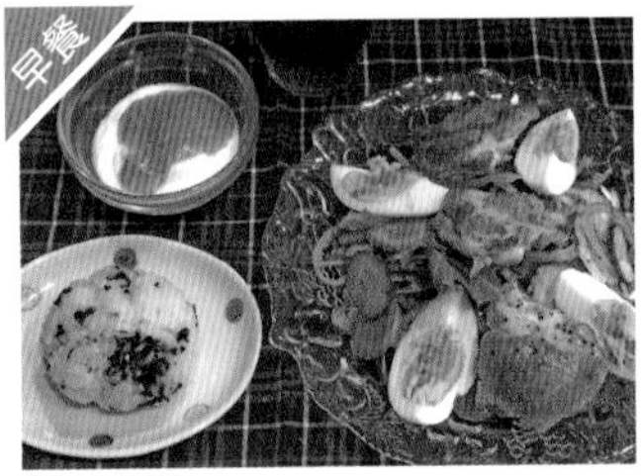

紫蘇海帶芽飯糰、煎雞腿肉佐水煮蛋沙拉、優格加手工製作的杏桃果醬

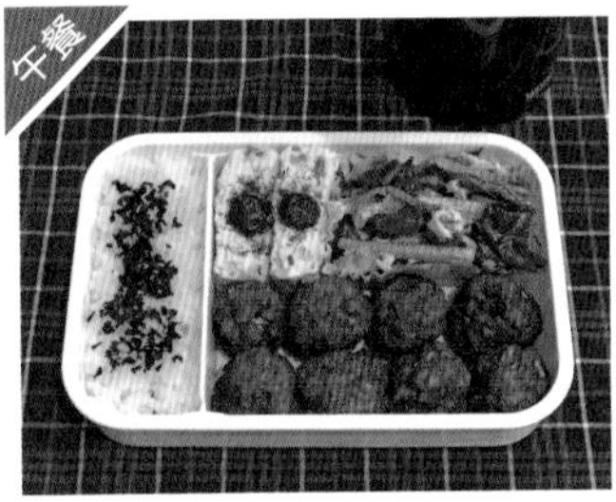

紫蘇海帶芽飯、大阪燒風味煎蛋捲、香菇豬肉丸子、炒青菜

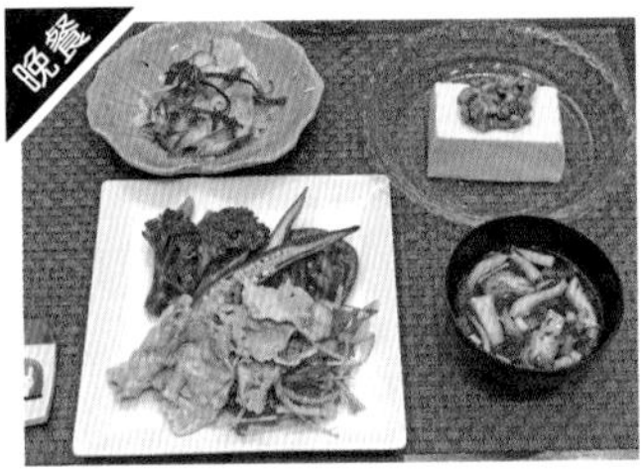

燙豬肉片及蔬菜、和風鰹魚醃魚片、梅醬納豆佐冷豆腐、沙拉、蕈菇味噌湯

第1週

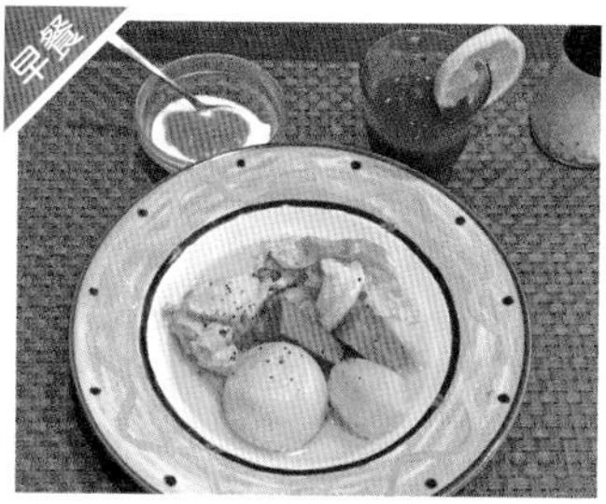

雞翅及蔬菜的法式燉菜、蘋果蔬菜汁、優格加手工製作的杏桃果醬

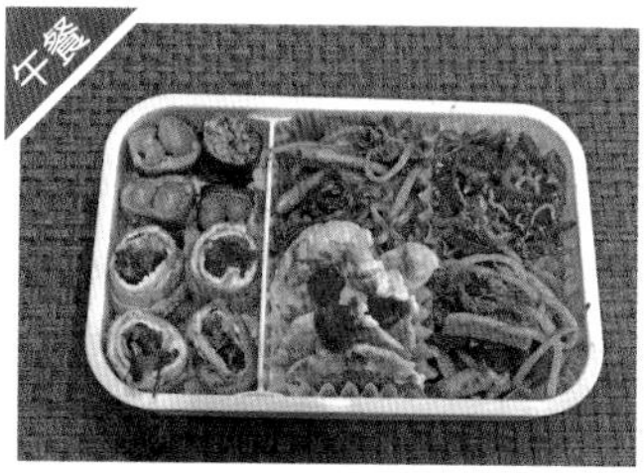

青花筍豬肉捲、豆皮青蔥捲、豬肉蕈菇炒豆芽、香煎雞胸、青椒炒魩仔魚等

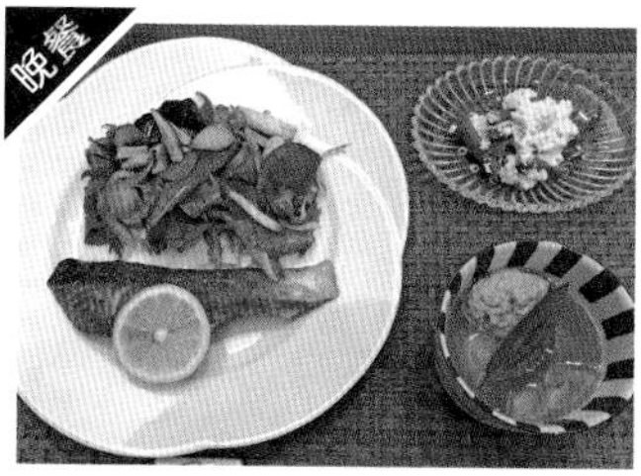

乾煎鮭魚和綜合蕈菇沙拉、雞肉丸子蔬菜湯、菜豆佐豆腐冷盤

第2週

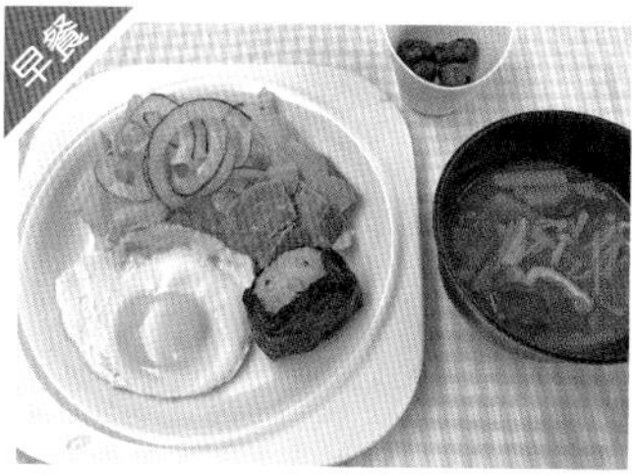

糙米飯糰、荷包蛋、煙燻火腿、沙拉、蕈菇小松菜豆皮味噌湯、藍莓

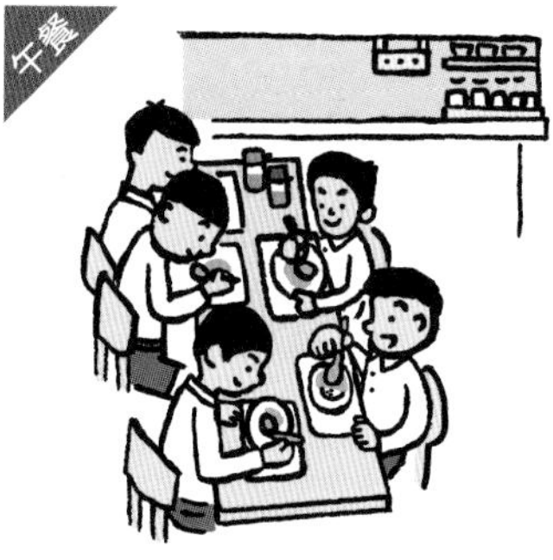

學校的營養午餐（蕎麥麵）

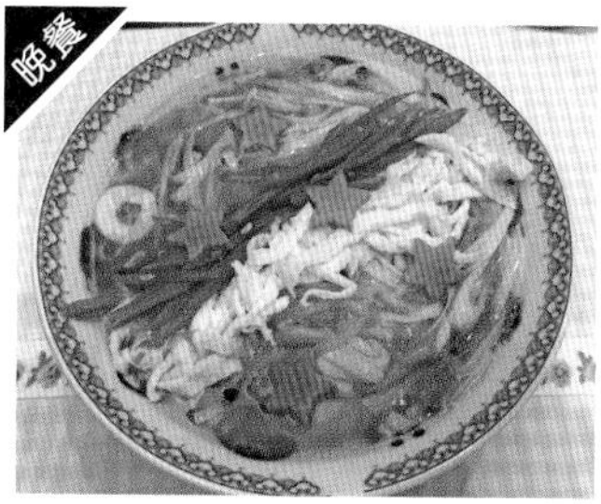

零醣類麵條所煮的蕈菇拉麵，應景的七夕擺盤

＊哥哥帶便當、弟弟吃學校的營養午餐。紅字的部分代表使用椰子油

第3週

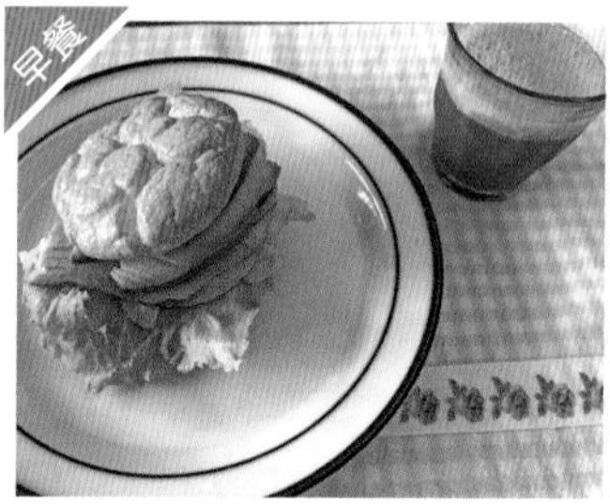

雲朵麵包做的漢堡、香蕉蔬菜汁

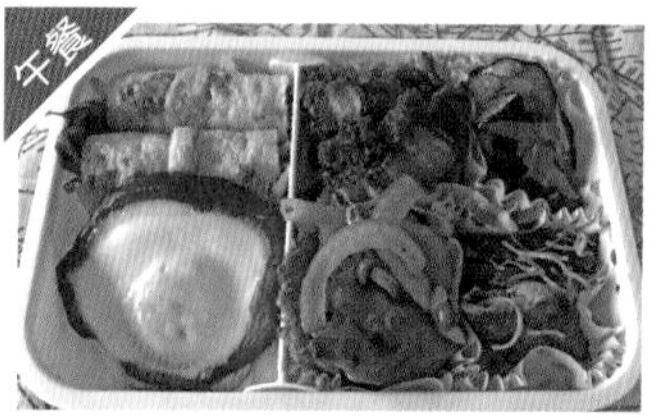

荷包蛋和紅椒、九條蔥豆皮捲、培根炒甘藍、炸茄子煮昆布醬、牛肉炒蕈菇、肉桂椰子風味炸南瓜

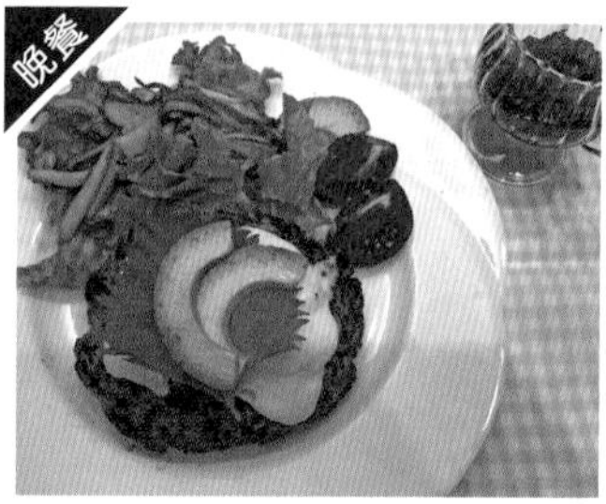

高野豆腐起司漢堡排佐酪梨、蕈菇沙拉

第4週

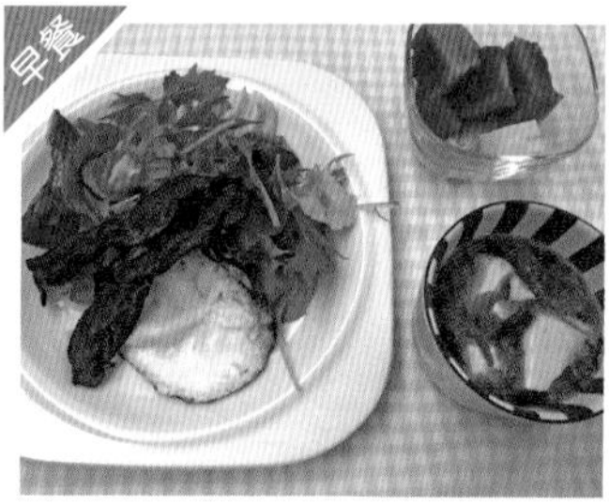

荷包蛋、培根、沙拉、紫菜味噌湯、西瓜和鳳梨

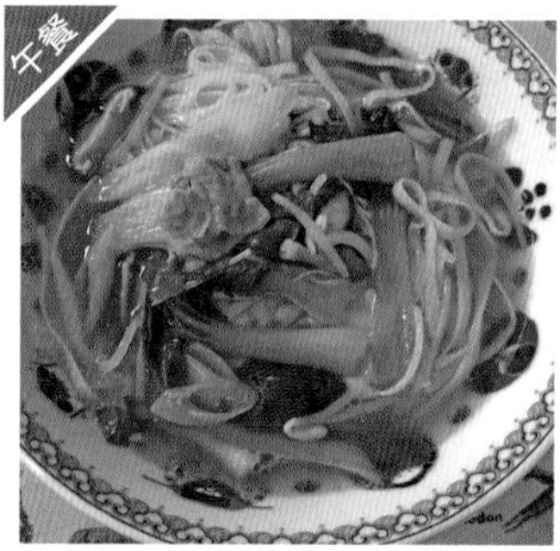

零醣類麵條所煮的什錦燴麵

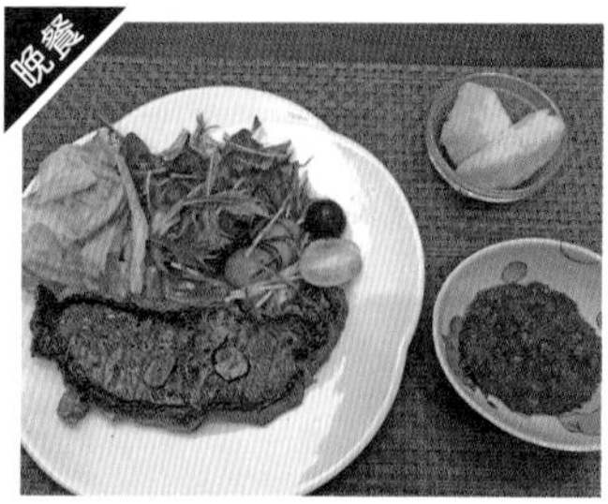

澳洲草飼牛排、沙拉、和布蕪海藻、鳳梨

＊哥哥帶便當、弟弟吃學校的營養午餐。紅字的部分代表使用椰子油

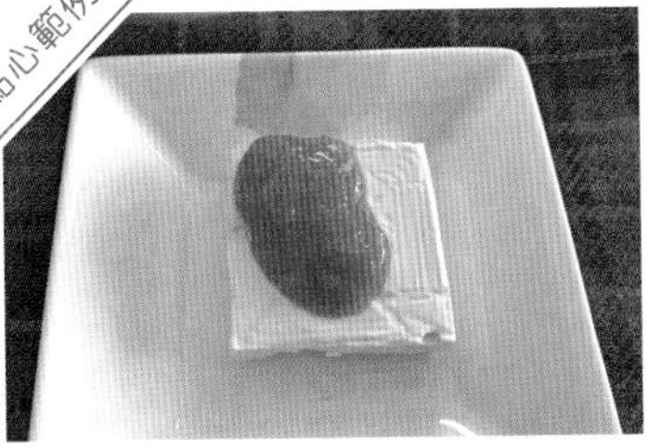

一般市售的奶油乳酪起司，加上自己做的椰子油杏桃果醬等，盡量選擇單純又有營養的食品

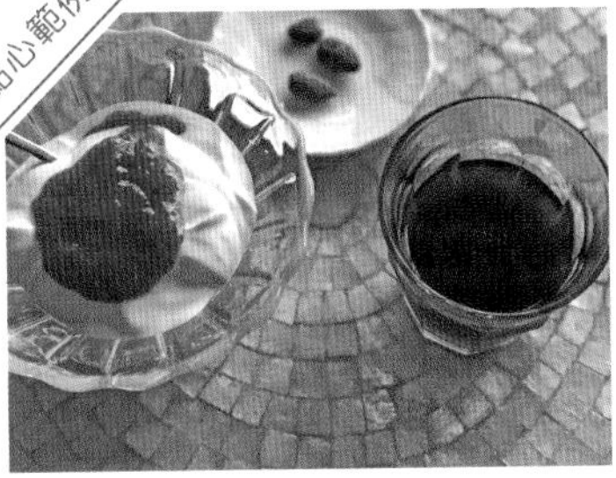

低醣冰淇淋，淋上自己做的椰子油杏桃果醬，還有杏仁和麥茶等

哥哥期末考的成績提升，弟弟在補習班的前段班名列前茅

哥哥因為通學的時間長，所以每天五點就要起床，但起床後精神都非常好。因為沒有攝取多餘的碳水化合物，睡覺時胃的負擔也比較少，因此即使長時間通學也不太會覺得累。此外哥哥說記憶力和專注力感覺有提升，而弟弟則比過去更願意好好學習。

事實上，哥哥的期末考成績比期中考來得進步，而且可以正確又快速地背起英文單字，近來的考試也很多都拿到滿分。

弟弟的個性是做什麼事情都非常謹慎，但現在變得比過去更積極，補習班老師也讚許有加，說他「遇到困難的題目會比以前更願意花時間去解題，能堅持到最後」。所以依照成績分班的時候幾乎都可以分到前段班，在班上的名次也提高了。

體質也變得越來越好

哥哥因為進入青春期，臉上的青春痘很多，經常要吃藥或塗藥膏。但開始生酮飲食後，已經不需要服藥，平常只要將臉洗乾淨、做好保濕就可以了。目前青春痘幾乎都不見了，這也讓哥哥高興不已。

弟弟每年從梅雨季開始，整個夏天都會因為高濕度和紫外線而長濕疹，今年則好轉了。此外因為鼻黏膜比較脆弱而經常流鼻血的情況，在吃生酮期間也幾乎消失無蹤。

困擾很久的皮膚問題幾乎一掃而空！

（哥哥）青春痘

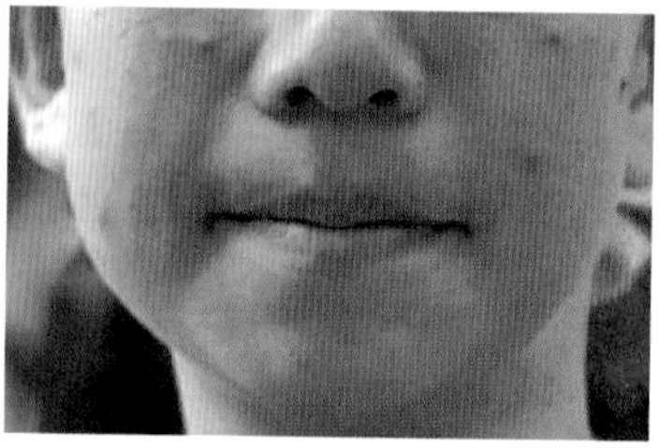

⇓

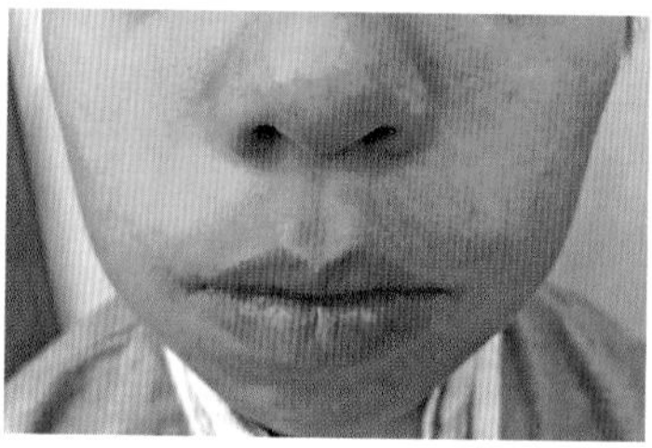

臉頰兩邊的青春痘都不見了，皮膚也變得比較細嫩，回復小孩子原有的透明感。

（弟弟）異位性皮膚炎

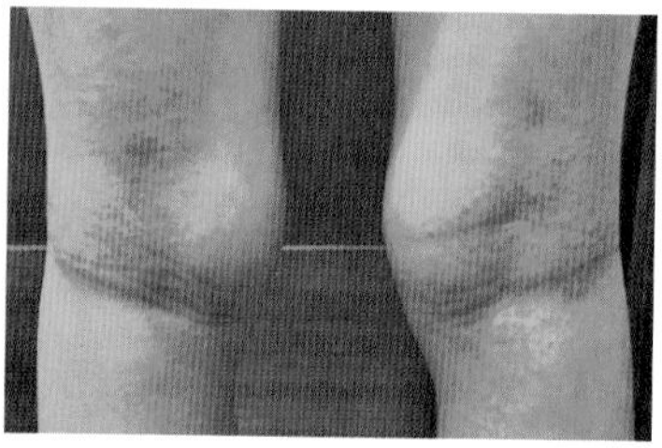

⇓

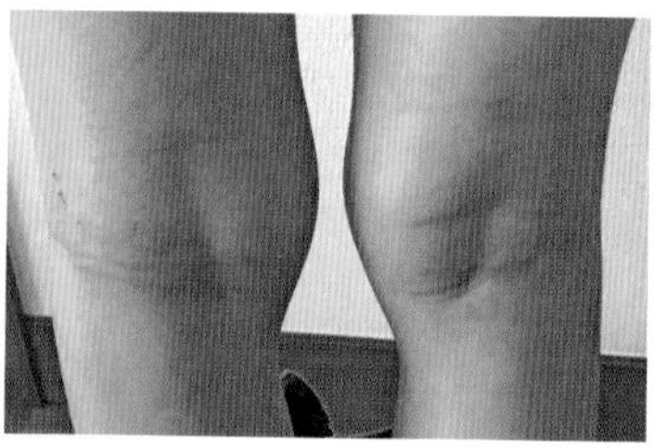

從梅雨季開始到整個夏天，手肘和膝蓋的內側經常會長濕疹，皮膚異常乾燥，但今年幾乎沒有這樣的狀況。

讓我們一起詳細檢測認知機能
什麼是認知機能檢查（Cognitrax）？

兩兄弟所做的認知機能檢查有10種測試項目，用來判定記憶力、認知機能、實踐機能、運動速度、邏輯思考等。在此我要說明的是這10種測試的目的和進行方式。

●語言記憶測試

測試語言記憶力。

記住畫面所顯示的15個單字，接著加入15個新單字，要從這30個單字裡找出一開始記住的15個。

●視覺記憶測試

測試圖形記憶和認知機能。

先顯示15種圖形，接著加入15種新圖形，要從這30種圖形中找出一開始記住的15個。

●彈指測試

測試運動速度。

右手和左手的食指用最快的速度各自敲打電腦的空白鍵，計時10秒鐘。

●SDC測試

測試認知機能速度。

畫面上方會有8個圖示，下方則有8個欄位。要在下方欄位裡填入與8個圖示相對應的數字。

●斯特魯普效應（Stroop Effect）

測試反應時間和綜合注意力、認知度的柔軟性。

畫面分為三個部分。第一部分只要文字出現在畫面上，就用最快的速度按下空白鍵。第二部分是有紅、黃、藍及綠等有顏色的文字，文字的意思和顏色如果一致就按下空白鍵。第三部分則是在文字的顏色和意思不一致的時候按空白鍵。

●動態注意力的測試

測試針對指示的內容可否快速且正確地應對。

畫面的上方有一個圖形、下方則有兩個。圖形有四角形或圓形，顏色為紅色或藍色。要從下面的圖形中選出適合上面的圖形。規則是選擇相同的「圖形」或是「顏色」。

●持久性測試

測試長時間內（5分鐘）的注意力持續性。

畫面上隨意顯示的文字中出現「B」的時候便要回應。

●表情認知測試

測試對人的表情有什麼程度的認知，且可否加以判斷。

判斷畫面上方的表情和畫面下方所表示的詞語是否一致。

●邏輯思考測試

測試視覺性或抽象性的資訊理解能力，以及對視覺性與抽象性概念之間的認識。

將表格分為四欄，其中一欄空白，另外三欄則用圖形表示，要透過推理，選出空白欄位應該放入的圖形。

●4部分持續處理測試

測試動作記憶力及持續性的注意力。

第一部分只是單純測試反應速度，第二部分是持久性測試的變形，第三部測試的是對前一張圖形的記憶力，第四部分則是針對前兩張圖形的記憶力檢測。

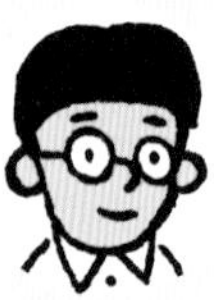

哥哥A君的認知機能檢查結果

原本的成績已經很不錯了，但開始生酮飲食後，分數更是往上提升

綜合成績

判定	2017年6月	2017年7月
◎	109.0	114.0

酮體

第 1 次	第 2 次
0.2mmol/ℓ	0.4mmol/ℓ

「與記憶力相關」的成績

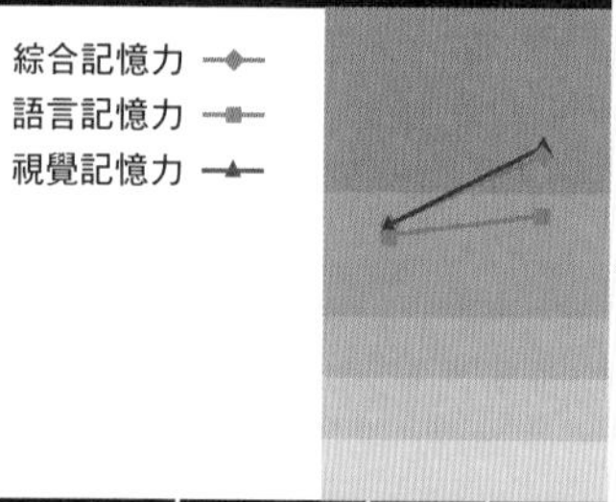

機能領域	第2次判定	第1次	1個月後
綜合記憶力	◎	105	116
語言記憶力	○	103	106
視覺記憶力	◎	105	118

「與速度相關」的成績

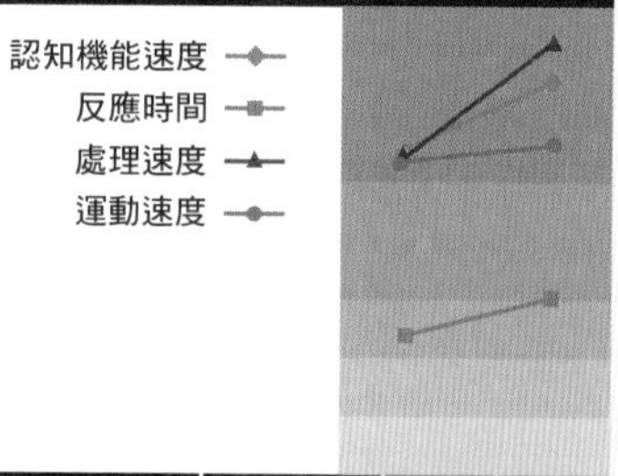

機能領域	第2次判定	第1次	1個月後
認知機能速度	◎	115	127
反應時間	○	84	90
處理速度	◎	114	134
運動速度	◎	113	116

「與注意力相關」的成績

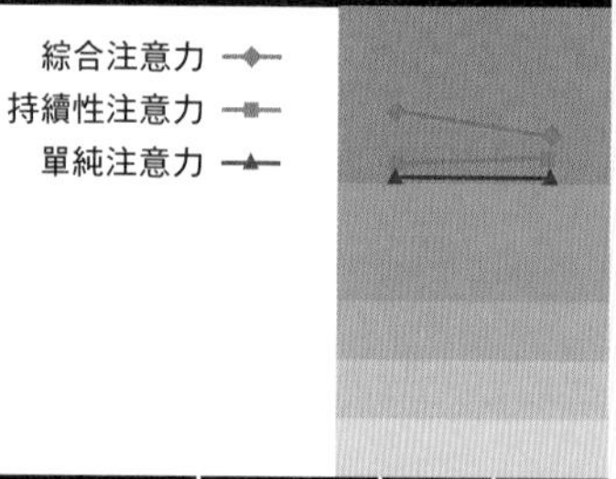

機能領域	第2次判定	第1次	1個月後
綜合注意力	◎	122	118
持續性注意力	◎	113	114
單純注意力	◎	112	112

「其他項目」的成績

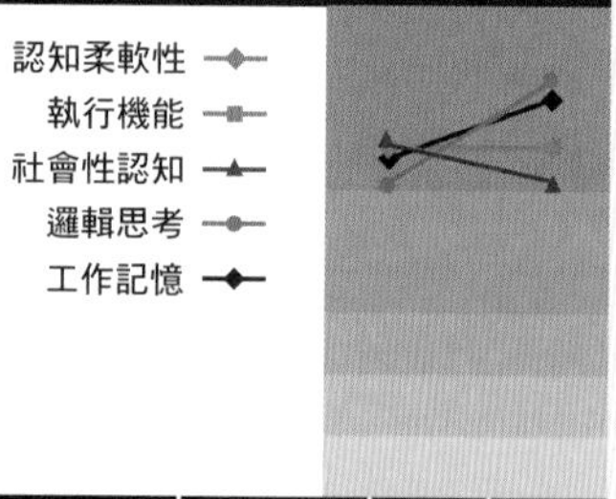

機能領域	第2次判定	第1次	1個月後
認知柔軟性	◎	118	117
執行機能	◎	117	117
社會性認知	◎	118	112
邏輯思考	◎	112	127
工作記憶	◎	115	125

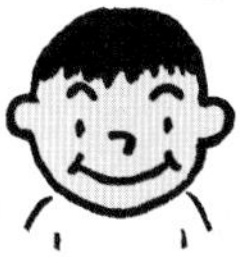

弟弟B君的認知機能檢查結果

反應速度與注意力提高
數據大幅提升

綜合成績

判定	2017年6月	2017年7月
◎	93.0	119.0

酮體

第 1 次	第 2 次
0.2mmol/ℓ	0.3mmol/ℓ

「與記憶力相關」的成績

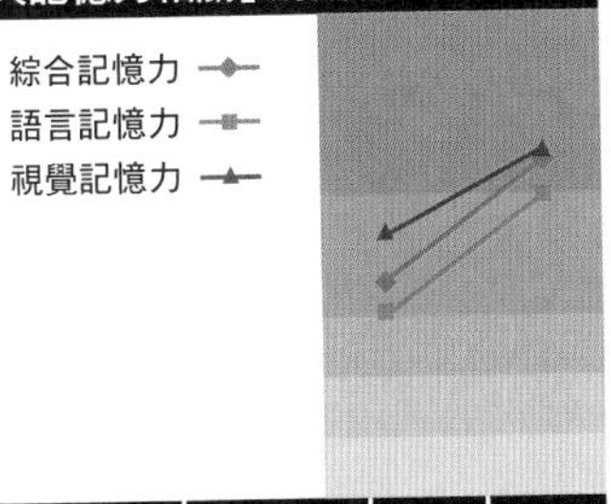

機能領域	第2次判定	第1次	1個月後
綜合記憶力	◎	95	115
語言記憶力	○	89	109
視覺記憶力	◎	103	117

「與速度相關」的成績

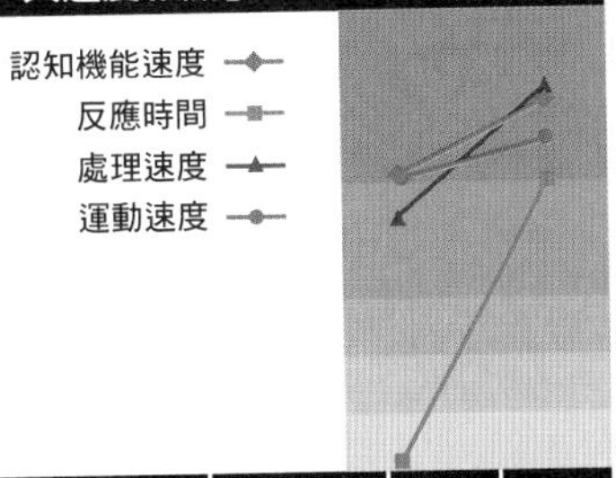

機能領域	第2次判定	第1次	1個月後
認知機能速度	◎	110	124
反應時間	◎	54	110
處理速度	◎	104	127
運動速度	◎	110	117

「與注意力相關」的成績

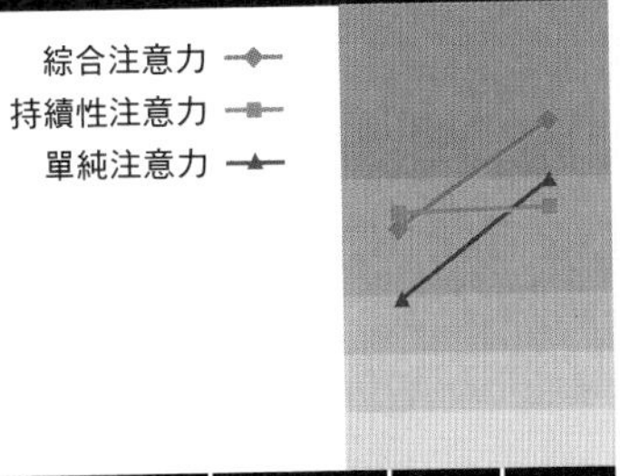

機能領域	第2次判定	第1次	1個月後
綜合注意力	◎	102	120
持續性注意力	○	104	105
單純注意力	◎	90	110

「其他項目」的成績

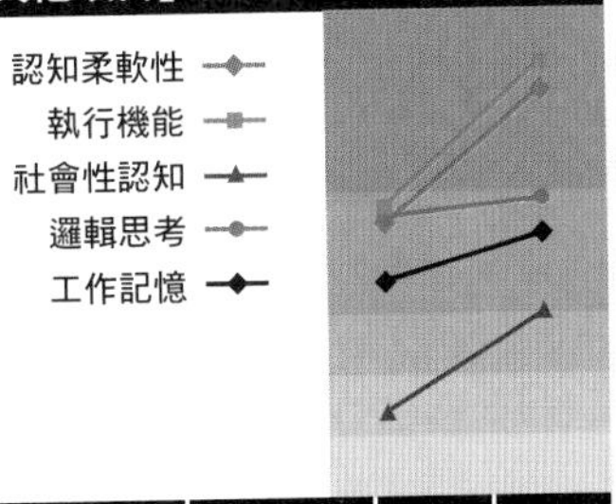

機能領域	第2次判定	第1次	1個月後
認知柔軟性	◎	105	127
執行機能	◎	108	131
社會性認知	○	75	91
邏輯思考	○	106	109
工作記憶	○	96	103

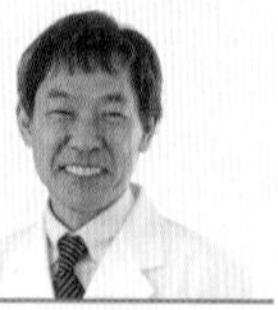

白澤醫師
這麼說

實施生酮飲食一個月，讓身體的生酮迴路覺醒！認知機能檢查客觀證明了腦力確認有所提升！

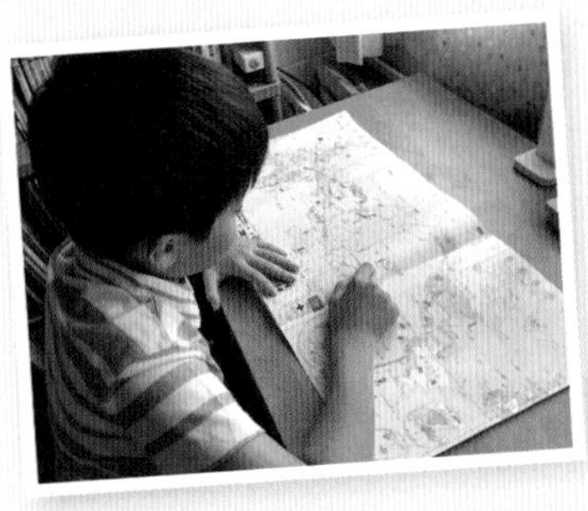

專注力越來越好的弟弟B君。母親說他越來越穩重，父母說的話也願意聽。

持續採行生酮飲食一個月 認知機能與專注力確實可以提高

認知機能檢查是測試記憶力及注意力（專注力）、處理速度、執行機能等大範圍的認知機能，這項測試是由美國的企業所開發的。

這次由中學一年級的A君和小學四年級的B君兩兄弟接受這項認知機能檢查。分為執行生酮飲食前的第一次檢查，以及一個月後進行的第二次檢查．我們首先來看哥哥A君的檢查結果。

生酮飲食開始前的第一次檢查結果，顯示哥哥在十五項機能領域中，綜合記憶力、視覺記憶力、認知機能速度等十三個項目，和同年齡的小孩相比在「平均值以上」。也就是說，他本來就是一個認知能力高的小孩。

語言記憶力和反應時間這兩個項目，跟同年齡的小孩比起來相差不多，也算是在「平均值內」。但和語言記憶力相關的數據則接近「平均值以上」。

接著比較第一次與第二次檢查，綜合成績提高了約百分之五。

再分別看各個項目，特別是處理速度的項目提高了將近百分之二十，綜合記憶力和視覺記憶力、認知機能速度、邏輯思考等項目都提高了百分之十以上。

在認知機能原本就非常高的狀態下，十五個項目中有十個項目的成績提升了不少，可見只不過花一個月的時間食用生酮飲食，就能讓大腦充分活化。

證明生酮飲食的確有助於提升認知機能與專注力

A君表示在實行生酮飲食後感覺到的變化是「可以很快地記住英文單字」，足見這項檢查客觀顯示出記憶力有所提升。

另一方面，弟弟B君和哥哥相較，第一次的成績是偏低的。不過，第二次的綜合成績卻比第一次提高將近百分之三十。再看看他各個項目的成績，十五個項目全部都比第一次測試的成績還要高，這一點是讓人非常驚豔的。

特別是他的反應時間幾乎高出兩倍，記憶力、認知機能速度等有關速度的成績，以及綜合注意力等與注意力相關的部分，更是全面大幅提升。

透過兄弟兩人的認知機能檢查結果，想必大家都能理解生酮飲食的確可以讓認知機能與專注力有所提升。

生酮育兒 2

還在媽媽的肚子裡就開始生酮飲食！笑口常開、健康有活力的「生酮寶寶」！

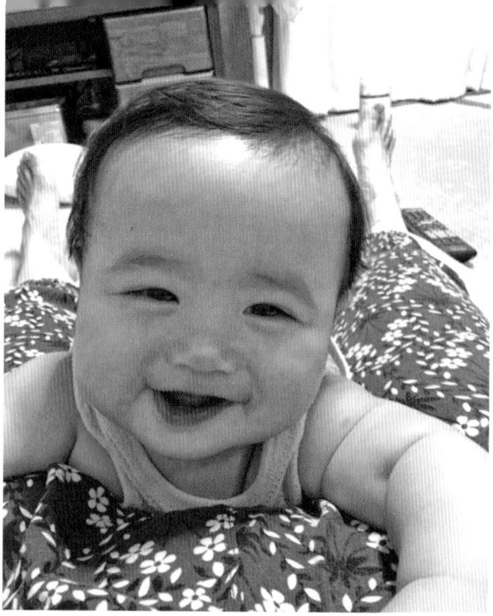

定居沖繩縣
生酮資深指導員桃原直子女士和孫子小智（8歲）、孫女比奈（4歲）及悠里（1歲）

老三悠里還在媽媽肚子裡時就已經獲得充足的酮體養分，因此打從出生開始便是活力充沛的「生酮寶寶」。她最愛吃肉，至今沒有生過病，健健康康地成長。

我的女兒在懷有老三、也就是次女悠里的時候便開始實行生酮飲食，因此這孩子可以說是不折不扣的「生酮寶寶」。

自從順產出生後，悠里不管是臉或身體都非常有光澤與彈性。她的哥哥、姐姐還是小嬰兒的時候，眼睛下方都有黑眼圈，反觀悠里則沒有這樣的情形。抱起她的時候我會覺得雙手比較沉，也就是說她養得比較結實。此外個性也很溫和，總是笑臉迎人。

悠里還在我女兒的肚子裡

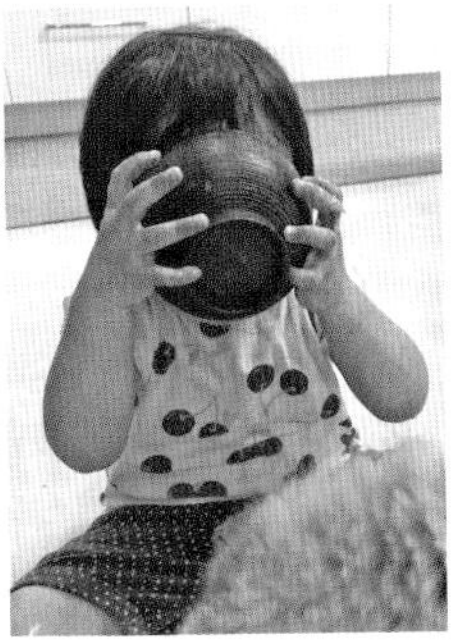

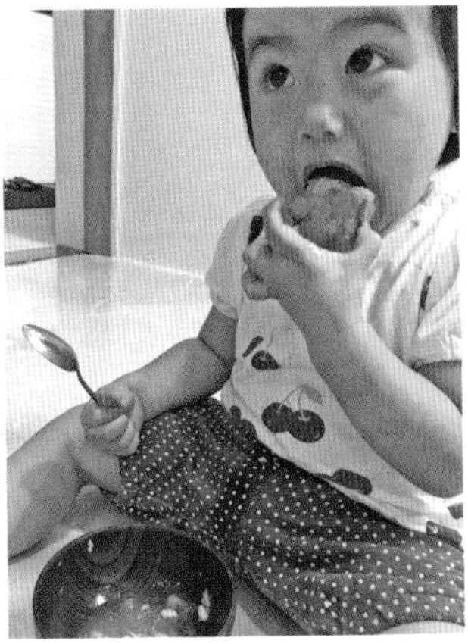

發育中的悠里最愛吃肉

說到底，她最愛吃的就是肉。拍照這天，她等不及吃飯時間，自己衝到廚房去把整塊肉吃完，連湯汁都喝得一乾二淨。

時，當媽媽的就徹底執行低醣和無麩質的飲食，也會使用椰子油。她一邊帶著老大和老二，每天都非常忙碌，所以常會事先多做一些常備菜，以便隨時使用，像是涮豬肉片、蒸雞肉、沖繩滷肉（軟五花肉）、不使用麵包粉的漢堡排等，都是蛋白質和脂肪豐富的配菜。

一進廚房就大口吃肉的「肉食寶寶」

悠里在媽媽的肚子裡時就獲得了充足的酮體養分，所以開始吃副食品時便會大口吃肉，對稀飯或麵類一點興趣都沒有，就算餵她吃也會吐出來。雖然會吃水果，但對冰淇淋和甜點興趣缺缺。

她是個食慾旺盛的孩子，就算想等到吃飯時間再讓她乖乖坐在兒童椅上用餐，她也會迫不及待地自己衝到廚房找吃的。甚至就坐在地板上大口吃起沖繩滷肉，連湯汁都喝個精光，是個不折不扣的「肉食寶寶」。

因為悠里是生酮寶寶所以不太生病，反觀她的哥哥跟姐姐則體弱多病，讓我不禁開始反省過去的作法。

三年前女兒和女婿請我幫忙帶孫子，結果不只我跟孫子，簡直賠上了全家人的健康

女兒在懷前兩胎的時候，孕吐非常嚴重，也完全沒有食慾，深受貧血所苦。後來雖然順利地生下孩子，也還是非常需要照顧。

兩個小孩的身體都很虛弱，不但容易發燒，也經常因為腸胃炎而拉肚子，咳個不停，也會染上流感，長期以來幾乎每週都在掛病號。有時候還會因為支氣管炎而不停地進出醫院。

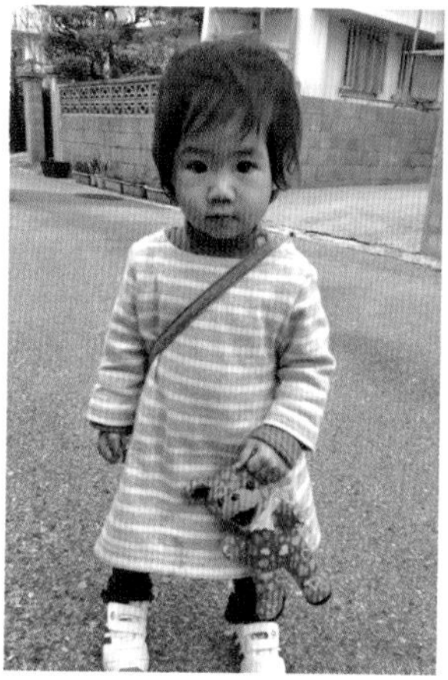

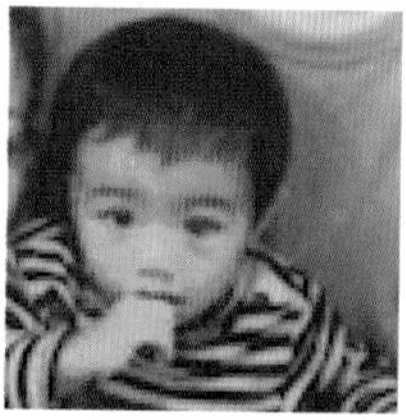

老大跟老二瘦瘦癟癟的，也經常感冒

我家的老大跟老二體弱多病，黑眼圈很重，皮膚也缺乏彈性，因此總是掛病號

帶小孩這件事原本就不輕鬆，我女兒甚至會累到無法起床。而我自己不但要幫女兒帶小孩，同時還要看護、照顧我的母親及婆婆，其實跟我女兒一樣身心俱疲。

每當在醫院看到孫子們細小的手腕上被點滴扎針，或是為了抽痰不得不壓住他們的身體時，那痛苦不已、淚流滿面的模樣，實在讓我非常心疼和不捨，忍不住激動地想「我是不是做錯了什麼！」就在這時候，我開始接觸到低醣、無麩質並使用椰子油的生酮飲食。

滿六個月以後，因為飲食的不同，兩姐妹的體格也有很大的差別！

在講生酮飲食讓老大與老二變得多麼健康之前，請大家先看看左邊的照片，比較長女比奈和次女悠里分別滿六個月後的照片——完全無法想像照片中的是同齡的小孩吧！

在接觸生酮飲食之前，我和女兒因為帶小孩、看護、照顧老人而身心俱疲，連煮飯的力氣都沒有，三餐不是去麵店吃沖繩蕎麥麵，就是叫外送披薩。而且人在累的時候往往會特別想要吃甜食，因此蛋糕和餅乾也變成我們的最愛。

以醣類為中心的飲食
讓孩子的健康被腐蝕

現在回頭想想，才赫然發覺我們全家的飲食生活包含米飯和麵類、甜點等，都是以醣類為中心的飲食。而且孫子們也跟大人一樣以醣類為主，因此老大和老二才會體弱多病，免疫力及體力都很差，陷入可怕的惡性循環。

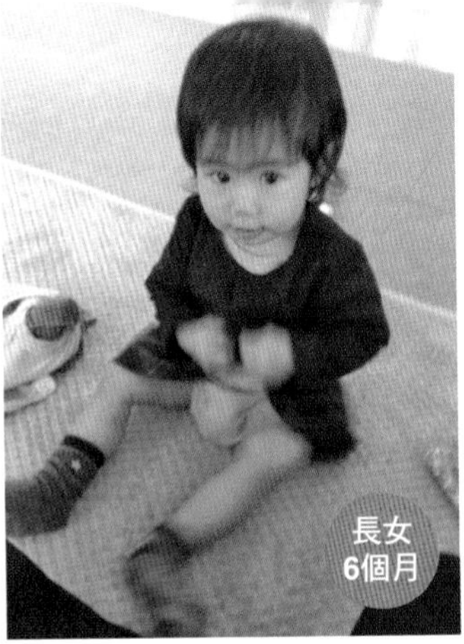

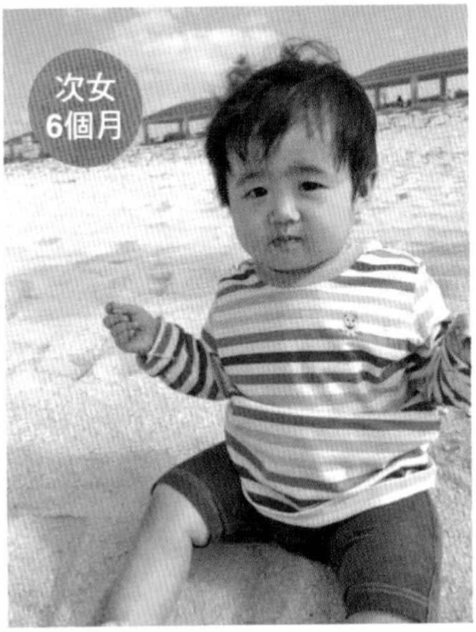

體格有非常大的差別

比較長女（上）和次女出生後6個月的樣子，體格上有很大的差異。

生酮飲食讓兩個孫子越來越健康。現在全家人都跟生病絕緣！

我之所以會知道低醣、無麩質、飲用椰子油的生酮飲食，是透過日本機能飲食協會的網頁。我就像溺水的人抓住稻草般，馬上就決定參加協會的生酮指導員培訓課程，並取得指導員認證資格。

在那之前，我經常給食慾不振的孫子們包餃子，通常都是肉少菜多，也理所當然地讓他們吃麵包和麵類，以及麵粉所做的甜點等。

但在接觸生酮後，我首先把他們過去以醣類為主的飲食完全戒除了。用肉類、魚類以及含有大量蔬菜的料理取代，以便攝取優良的蛋白質、脂肪、維他命和礦物質。

以前我給孫子們吃的東西，都是以白飯、麵包、麵類等柔軟的食物為主，在餵他們吃需要咀嚼的食物時，他們經常會因為吞不下肉類和蔬菜而拒吃。因此，為了促進孫子們的食慾，我費盡

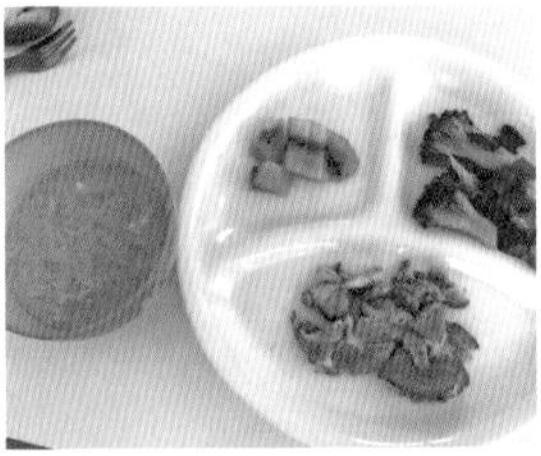
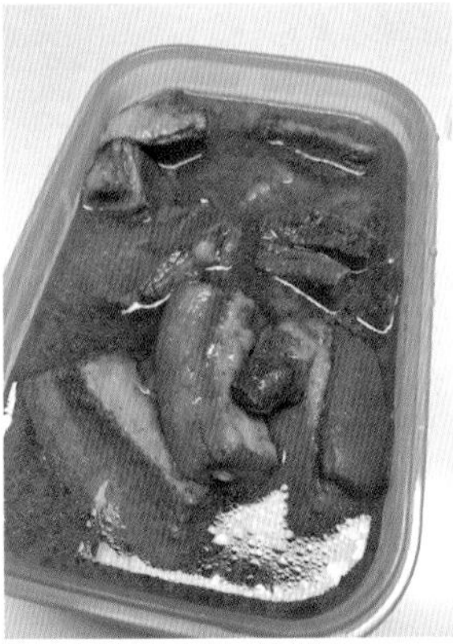
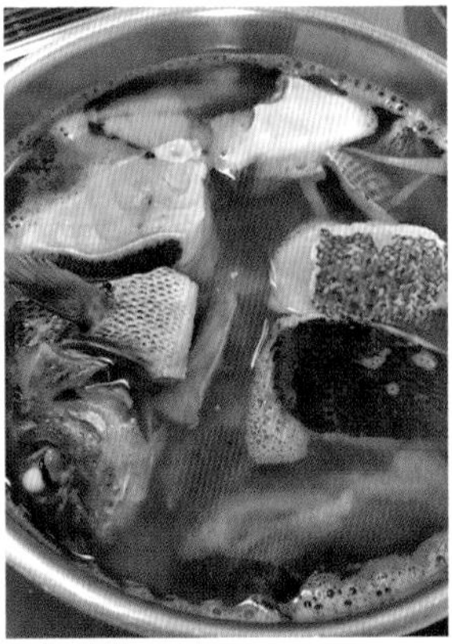

生酮飲食要盡量吃肉、魚及蔬菜

富含蛋白質、脂肪、維他命與礦物質的料理是活力的來源。

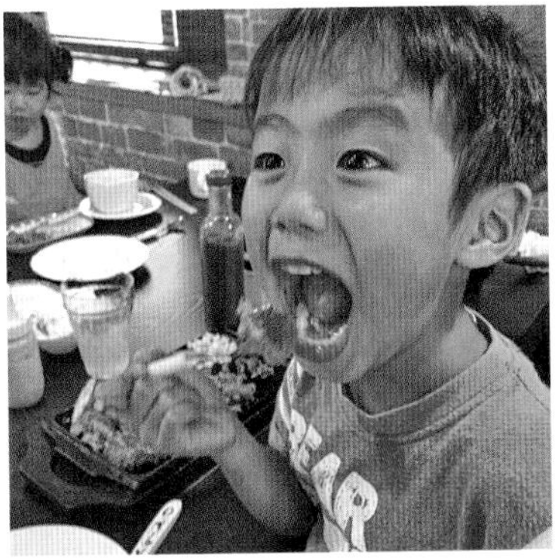

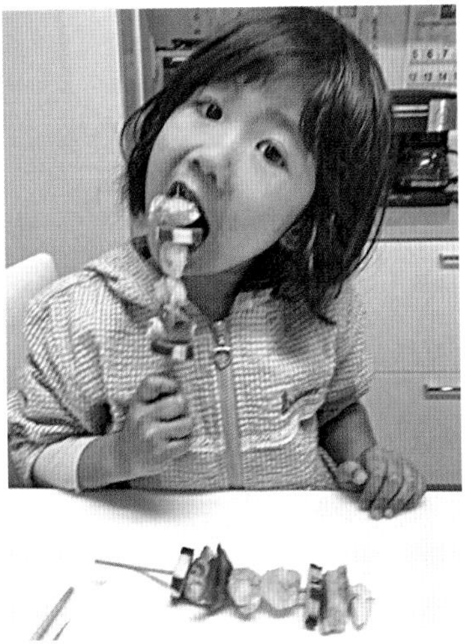

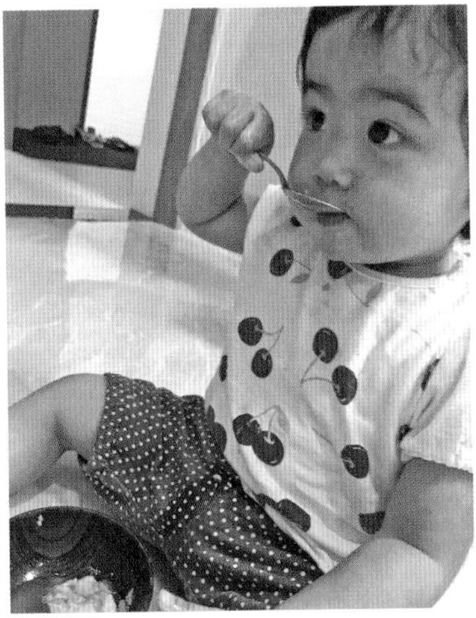

食慾全開的三兄妹

不只是生酮寶寶悠里，就連向來食慾不振的小智和比奈，現在也都成了無肉不歡的「肉食兒童」。

工夫從視覺上去變化，譬如用串燒的方式將肉和蔬菜串起來，或是把料理點綴得繽紛多彩。

漸漸地，孫子們的食慾和食量越來越好，眼睛下面的黑眼圈變淡了，氣色變好，聲音更是充滿活力。過去經常跑醫院的情況就像假的一樣，現在孫子們都不再生病了。開始採用生酮飲食到現在已經兩年半了，這段期間他們只去過醫院一兩次，目前則朝氣蓬勃地上了小學和幼稚園。

沖繩料理充滿了產生酮體、讓人活力十足的秘密

說到沖繩料理，各位應該會聯想到沖繩滷肉、燉豬腳、苦瓜炒什錦、豬耳朵、排骨湯等，要是我們仔細看看列舉的這些沖繩料理，會發現它們其實非常適合生酮飲食。我家的餐桌上出現的都是沖繩料理，和以蔬菜、菇類、海藻、蛋、豆腐等烹調的料理，還有堅果類等，都是含有豐富蛋白質、脂肪、維他命、礦物質以及膳食纖維的料理。

這樣的飲食可以讓我的孫子充滿活力地成長，對我來說是無比開心的事。

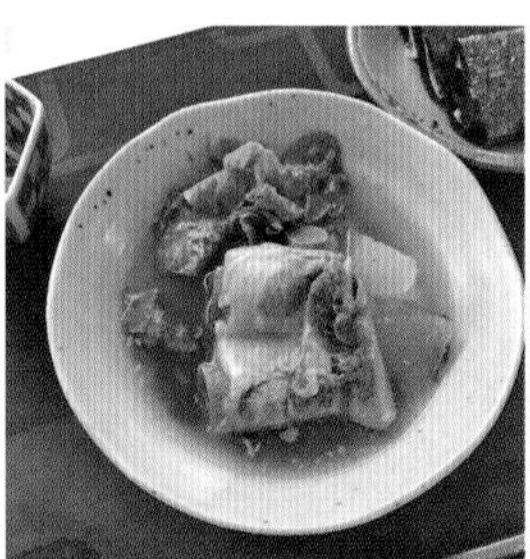

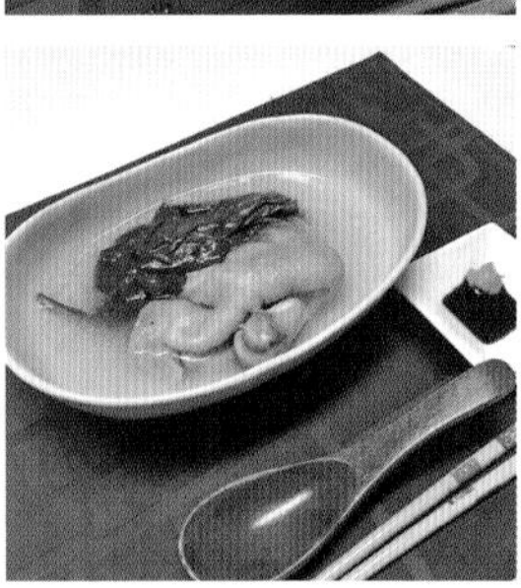

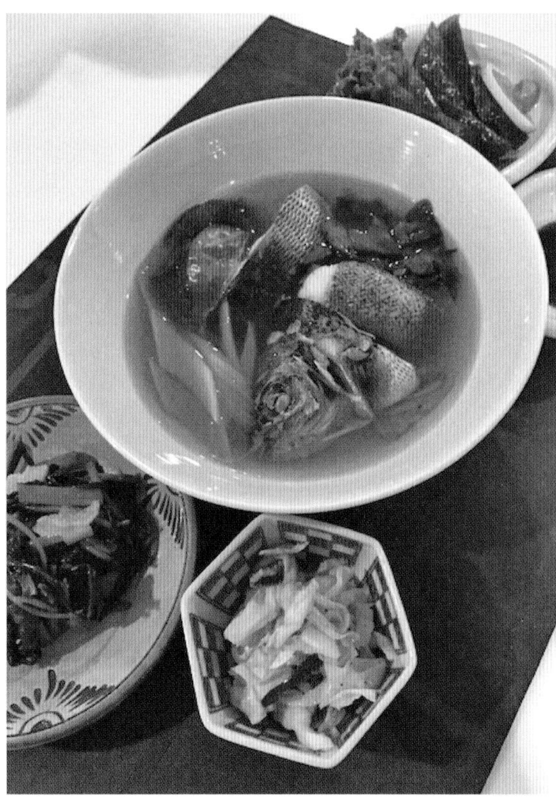

沖繩料理有許多健康的啟示！

沖繩料理含有豐富的優質蛋白質、脂肪、維他命、礦物質與膳食纖維。

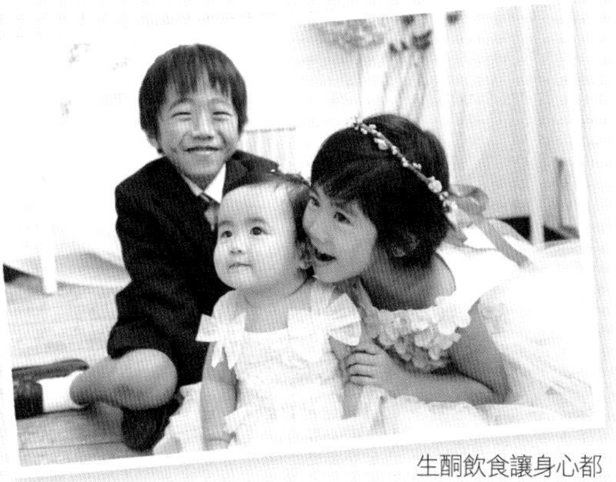

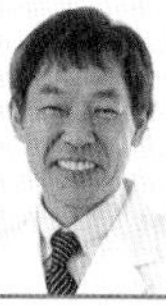

白澤醫師這麼說

看到桃原女士全家的體驗，我深感沖繩料理確實是「生酮飲食的始祖」

生酮飲食讓身心都健康發展。

看著桃原女士的小孫女，相信各位都能理解人類以酮體為能源這件事。尤其對嬰兒來說，主要的能源是透過母親的臍帶所供給的營養，但這個養分並非是葡萄糖，而是酮體。而且母乳的主要成分是脂肪，也就是說，這是產生酮體的來源。

胎兒或嬰兒本身雖然持有酮體，日本人卻習慣餵食稀飯作為副食品，而斷絕了酮體，使孩子變成依賴醣類的體質。放眼全世界，其實沒有幾個國家的嬰兒副食品會以醣類為主。

我個人認為，包括不斷增長的兒童過敏疾病和過動兒等不安定的心理因素，便是對醣類和麩質過度依賴所造成的。

從這樣的角度來看，沖繩料理確實可說是生酮飲食的始祖。

生酮育兒 3

酮體讓注意力超集中！一次又一次通過鋼琴比賽的預賽

採用生酮飲食後專注力提高，於是開始挑戰鋼琴比賽

目前就讀中學三年級的小女從小就開始學鋼琴，而且得獎無數，小學五年級的時候，便獲得Beten Music Competition鋼琴部門巴洛克課程的全國第二名，以及亞洲蕭邦國際鋼琴比賽協奏曲I部門的銅牌。

在這之後，因為有中學考試，所以減少了鋼琴課程。等到進入中學後，她又想繼續挑戰鋼琴比賽，只是幾乎都在預賽就被刷掉了。為了提高專注力，她便決定開始執行低醣飲食。

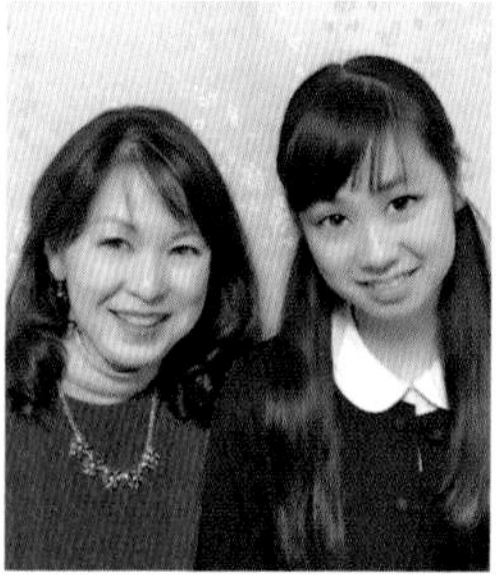

定居在中國地方
生酮指導員鷲見惠子與長女祐加（中學3年級，15歲）

祐加的個性積極穩重，目標是就讀大學的音樂系，為此正努力不懈地練習鋼琴。有一對雙胞胎哥哥和一個弟弟，是家裡的開心果。

我們夫妻倆決定要改善各項疾病而開始的生酮飲食，成為全家改變的契機

我在三年前被診斷出糖尿病，當時外子也正歷經大腸癌手術後的恢復期。事實上，六年前左右，因為外子不喜歡吃肉類，主張家中的飲食應該都改為蔬菜，而我也認為這麼做對家人的健康有益，因此全家的飲食就全面更動了。

但也不知道是不是因為單吃蔬菜的關係，我們夫妻的身體狀況並沒有改善，我開始出現偏頭痛，外子手術後的疼痛也一直都沒有好轉。此外經常都考滿分的雙胞胎兄弟，不知道為何成績也逐漸下滑，轉眼間竟然掉到倒數的名次。

就在這時候，我們接觸到了生酮飲食。如今因為生酮飲食讓我的血糖值下降，外子的身體逐漸回復，孩子們的成績也回到全學年前五名。

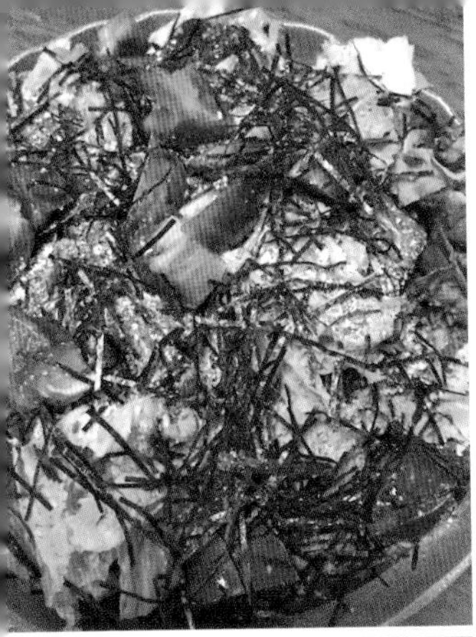

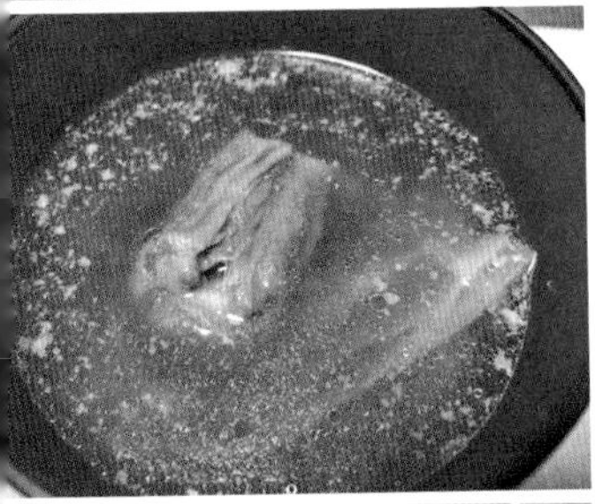

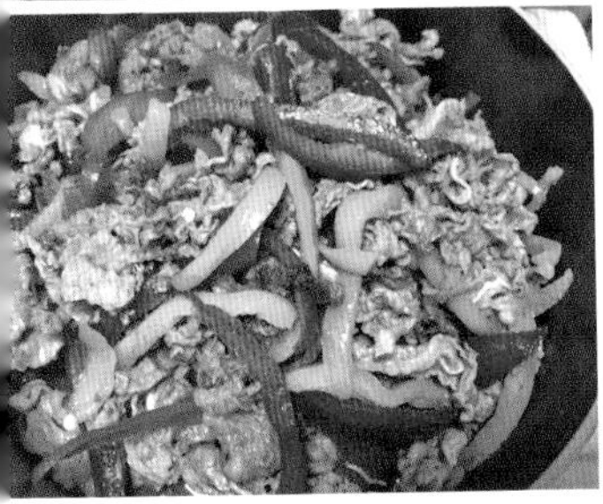

6月上旬開始

全家開始挑戰生酮飲食

其中一天的生酮飲食。（上）萵苣沙拉和番茄、起司、海苔、乾燥亞麻籽、亞麻籽油拌沙拉。（中）岩鹽與醬油調味的白蔥牛尾湯。（下）甜椒牛肉炒薑絲。

採行生酮飲食 開始參加比賽

以鋼琴比賽為目標的女兒開始改吃生酮飲食，在這裡介紹其中一天的餐點。那天是星期六，祐加早上到傍晚都在補習班參加模擬考，晚上則到音樂廳，針對鋼琴比賽在舞台上進行了一個小時的練習，度過了非常忙碌的一天。

她不喜歡椰子油，所以不太會飲用，但最近倒是願意把它加入熱可可和咖啡裡喝。那天早上她並不太餓，只泡了純的熱可可加椰子油和鮮奶油，喝了一杯以後便直接去補習班。

結束音樂廳的練習回到家後，她簡單吃了晚餐，又大約彈了兩個半小時的鋼琴，一天就這樣結束了。

6月上旬

吃生酮便當，讓模擬考和練習時精神更集中

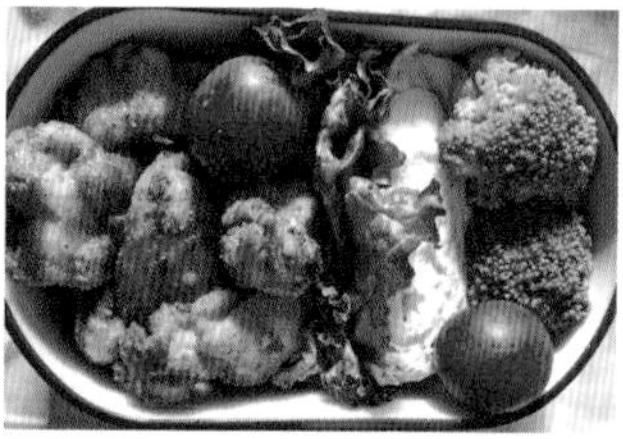

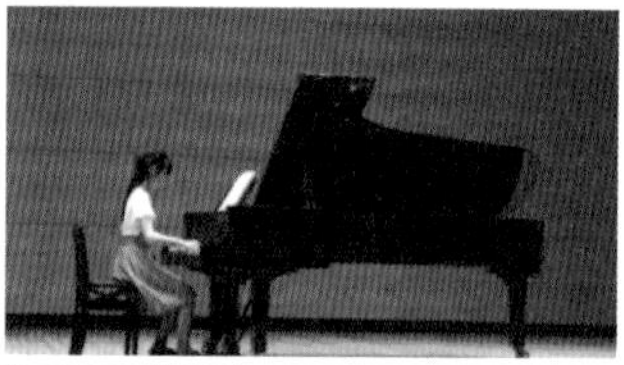

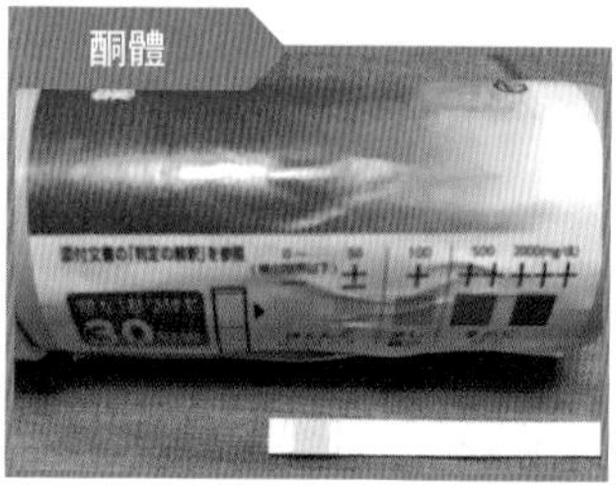

（上）中午的便當是裹大豆粉的炸雞塊、煎蛋捲、花椰菜、小番茄。（中）在舞台上集中精神練習的祐加。（下）尿酮試紙並未檢測出酮體。

可以確實感覺到酮體在我女兒的體內運作

音樂廳的練習順利結束後，女兒回想著當天的經過，跟我分享道：

「我早餐沒有吃，中午也沒有吃米飯，考試的時候卻一點都不會想睡，全神貫注地撐到了最後呢。在音樂廳上課時，一開始非常非常緊張，但彈著彈著，心情就變得越來越暢快。」

聽到女兒跟我這樣分享，我便確定酮體在她的體內轉換成能量來源，很有效率地運作著。

6月中旬

集中練習的一日三餐

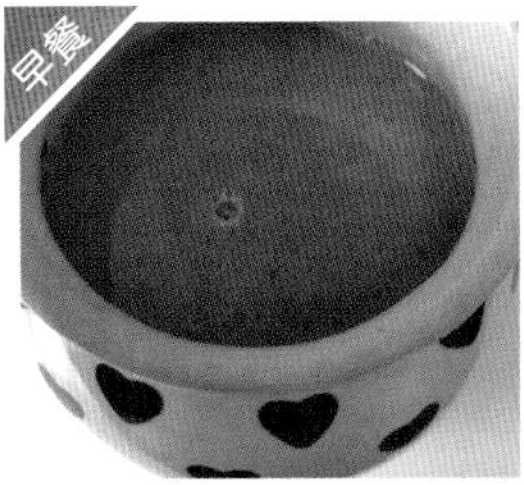

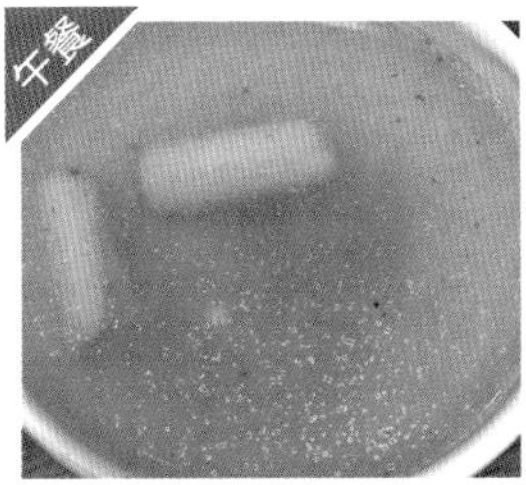

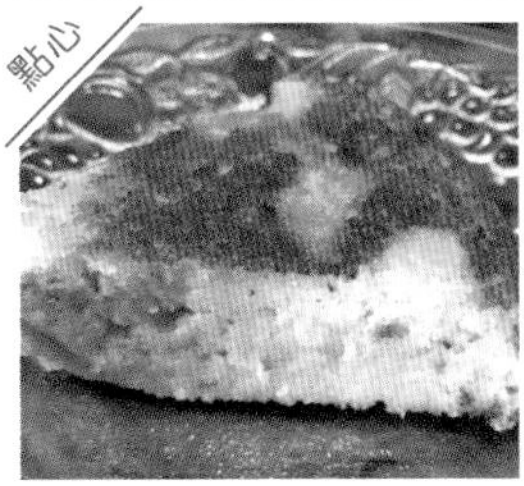

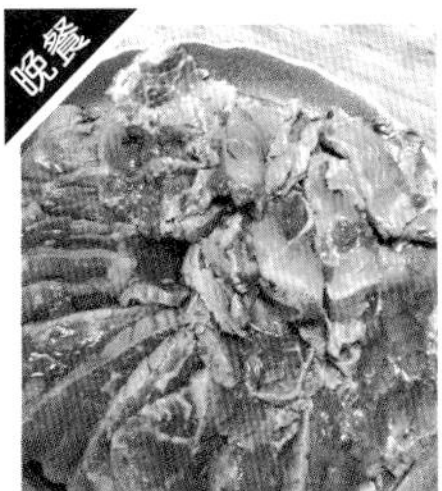

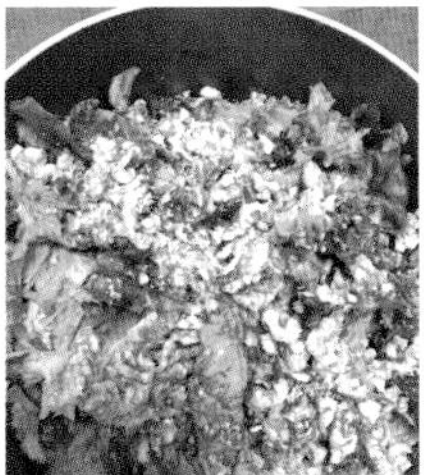

早餐只用純可可粉泡椰子油和鮮奶油。午餐是簡單的大骨湯。點心是杏仁蛋糕。晚餐則是烤牛肉、核桃和亞麻籽油拌沙拉，還有炸雞軟骨等。

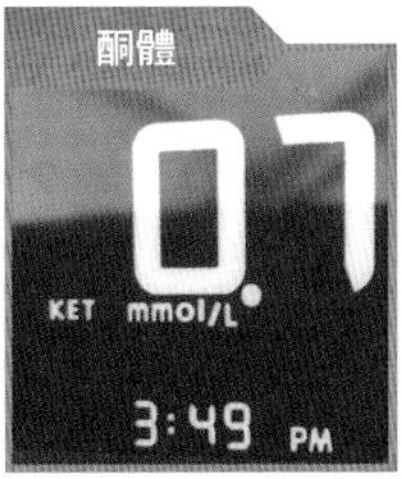

酮體數值提高了不少。

雖然沒有通過預賽，但女兒變得比較有把握

終於到了鋼琴比賽當天。

六月二十五日是第一場，因為很久沒有參加鋼琴比賽，所以她相當緊張。在正式演奏的時候比練習的速度快得多，手指的連結不夠好，因此很可惜沒有通過預賽。

但是她卻覺得有一些其他的收穫，對我說：「好奇怪，雖然失敗了，但總覺得手感回來了。」

一進入七月馬上就開始第二場預賽，結果還是沒有通過。不過看著女兒落落大方、全神貫注的演奏，我反倒覺得她發揮得不錯。

那時她對我說：「我以前都不知道什麼叫做『專注力』，現在卻好像深刻地體會到了。」

這一點讓我更加確信是生酮飲食的成果。

6月25日

第1場
雖然很緊張
但有抓到感覺！

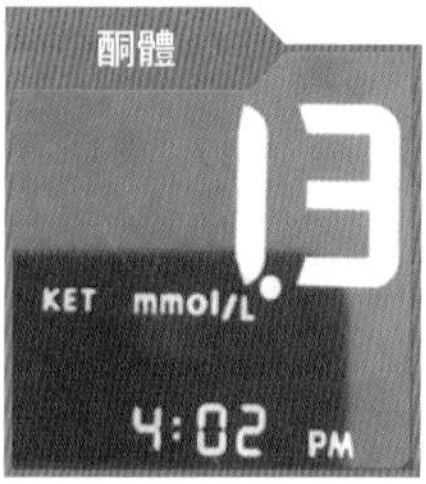

第1場預賽時，酮體數值非常高。

7月2日

第2場
聚精會神，
正常發揮

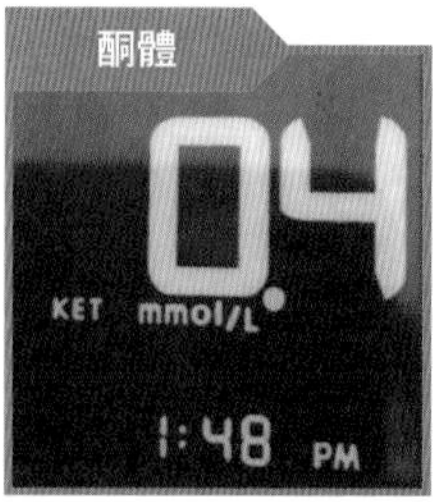

酮體數值逐漸安定下來。或許就是因為這樣，才感受到以前無法掌握的部分。

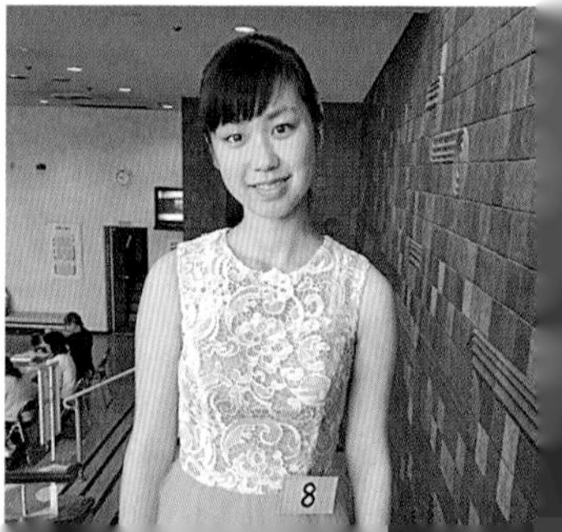

第三次挑戰 獲得進入決賽的門票

挑戰今年的第三場比賽，這一次是參加小學五年級時曾獲得全國第二名的Beten Music Competition地區初賽。也許是不想重蹈前兩場比賽的覆轍，因此到了暑假她每天早上都努力練習約兩個半小時。

這次的演奏沒有太大的差錯，我覺得彈得還不錯，演奏得十分流暢。女兒對我說：「上個月我依稀抓到的手感，今天確實回來了。而且我在演奏時可以持續專注，現在感覺神清氣爽呢！」她的手感正如她所說的那樣，最後順利獲得中學部巴洛克課程的最優等獎，拿到進入決賽的門票。

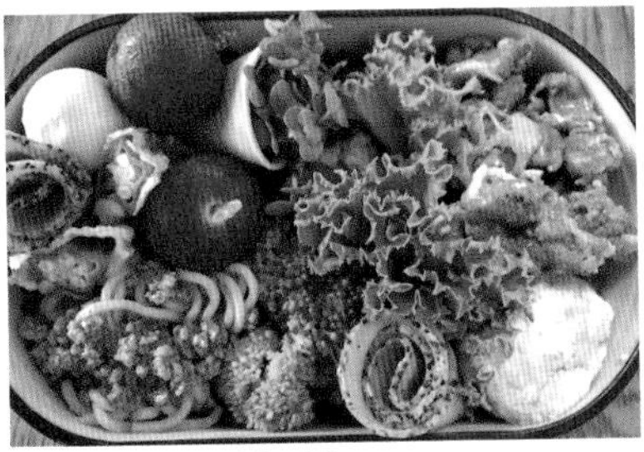

期末考的便當

通過期末考的生酮便當。使用的是零醣類的義大利麵。

7月26日

第3場比賽
獲得最優等獎

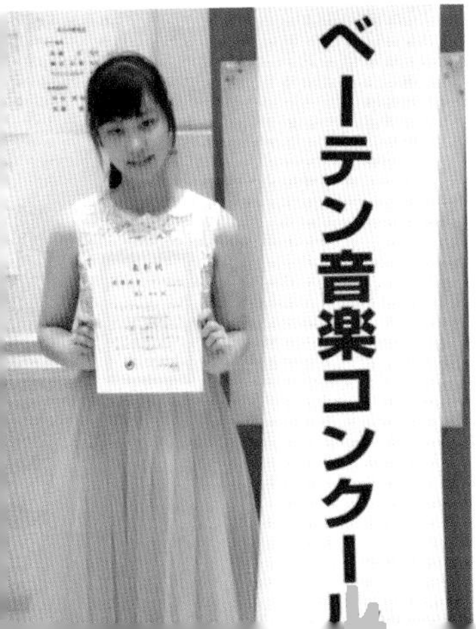

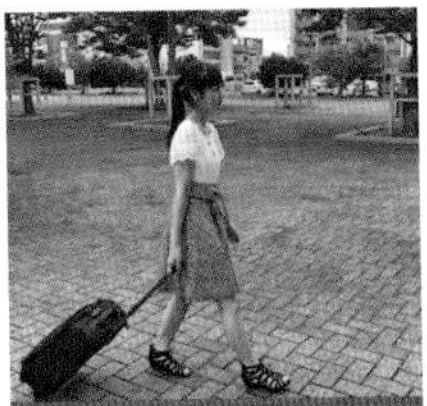

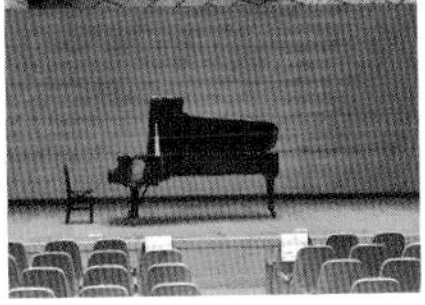

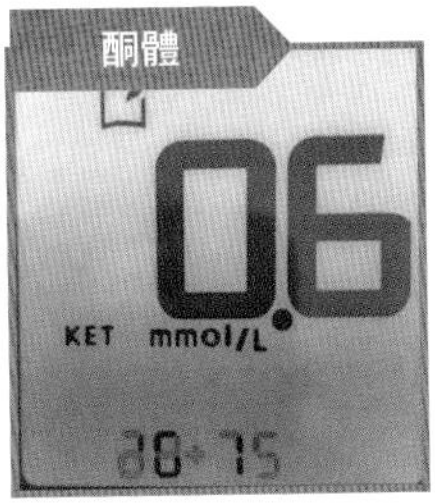

數值非常安定，拿到了進入決賽的門票。

洞見未來，加倍積極&充滿活力

與執行生酮飲食前相較，可以感受到女兒變得充滿活力。不但通過了八月歐洲國際鋼琴比賽的地區預賽，也非常積極地投入Beten Music Competition的全國大賽練習。

相對於一般來說難以管教的叛逆期，我們家也因為生酮飲食的緣故，親子關係十分良好，孩子們不會忤逆父母。我認為這一切都要感謝生酮飲食。

8月上旬

第4場比賽 這個夏天 最棒的表現！

8月通過歐洲國際鋼琴比賽的地區預賽。當時的酮體數值高達1.2mmol/ℓ。

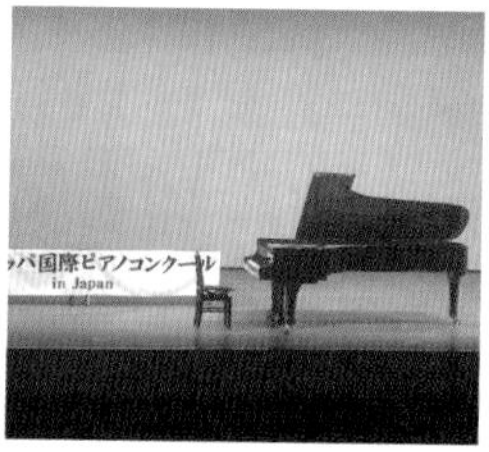

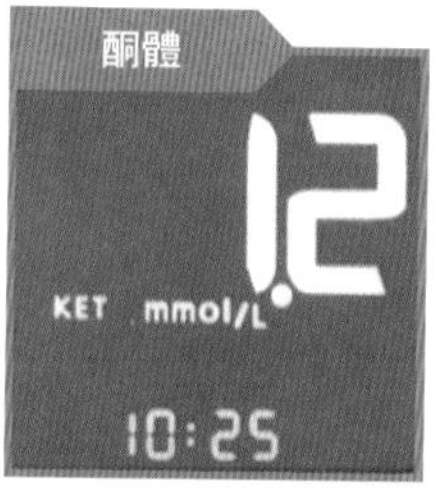

自己開始挑戰做生酮便當和點心！

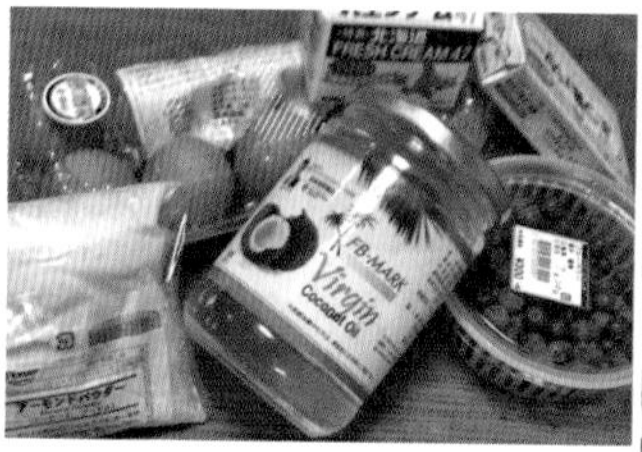

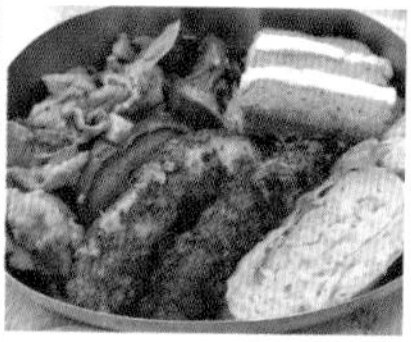

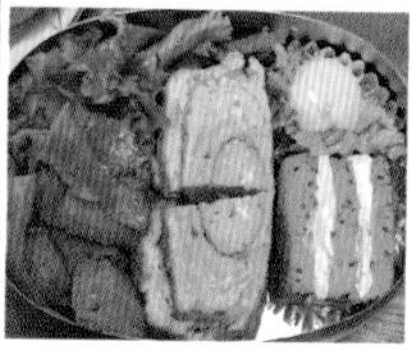

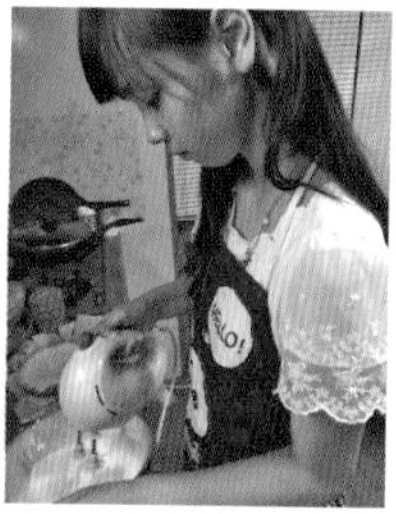

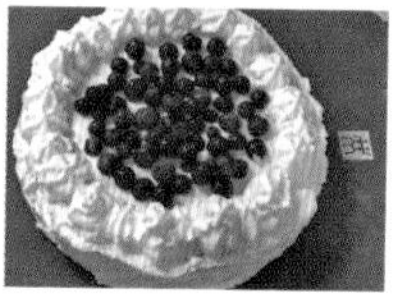

祐加非常留意自己的生酮飲食，會使用雞蛋和奶油、椰子油，自己做暑期社團活動的便當和點心。

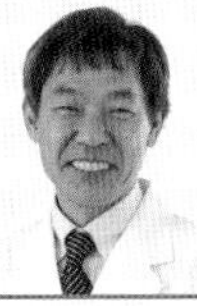

白澤醫師這麼說

與生俱來的能力經由生酮飲食開花結果，心境也更安定了

祐加從小開始便不斷接受嚴格的鋼琴訓練，因此原本應該就是一個頗為專注的孩子，而看到父母都因為生酮飲食而重獲健康，自己於是跟著嘗試，則顯示出她正向積極的一面。

這些與生俱來的能力和生酮飲食結合，有了更多發揮和成長的空間。隨著酮體的數值不斷上升，祐加自己也有了切身的感受，「終於體會到什麼叫做專注力」。

雖然最初的兩次鋼琴比賽她都沒有通過預賽，但藉由持續執行生酮飲食，徹底打造生酮體質，使她的專注力提升，同時心境也更安定，才得以在後兩次預賽時完全發揮實力，順利通過比賽。

祐加的母親所說的「孩子們不會忤逆父母」，我想正代表孩子們的心境安定，面對任何事都能保持平常心吧。

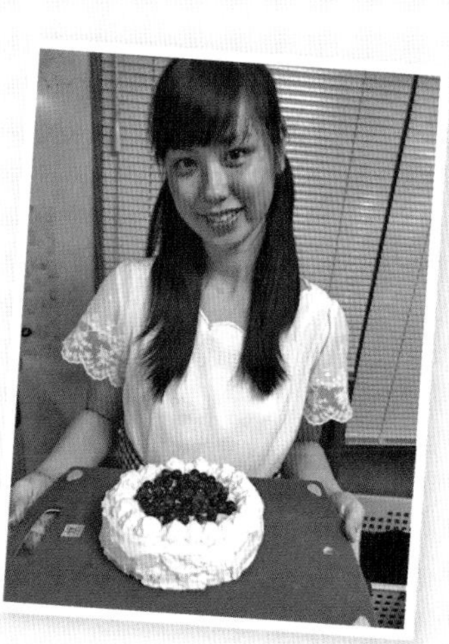

低醣的藍莓蛋糕

生酮育兒 4

孩子突然生病，讓人不知所措。利用低醣、無麩質與椰子油來改善

我家的孩子生病讓我受到很大的打擊，為了改善他的體質而重新評估飲食生活

二〇一五年一月，我兒子當時正就讀小學一年級，有一天忽然感到腹部劇痛，手腳關節也疼痛不已。

我隨即帶他到附近的小兒科看診，那時候醫生僅說再觀察看看。沒想到後來他的手腳出現了紫斑，於是我們再次前往小兒科求診。

做了尿液檢查後，發現有尿潛血和尿蛋白過高的現象，並診斷出過敏性紫斑症。幾天後，我們再到大醫院進行檢查，結果確診為過敏性紫斑症，當下我其實大受打擊。我們遵循醫生的指示控制鹽分，並少吃零嘴，也盡量減少外食。

小春
發病時正就讀小學
1年級

有過敏性紫斑症的小春已轉換成生酮飲食，徹底執行無麩質的飲食，使腎臟機能回復正常，現在已經活蹦亂跳的了。

生酮飲食甚至改善了父母的偏頭痛。全家更健康！

兒子生病讓我感到非常自責，因此決定要從根本上改善他的體質，重新規劃他的飲食。

恰巧有位親友是以生酮飲食為基礎的新興營養學顧問，我因此向他求教。

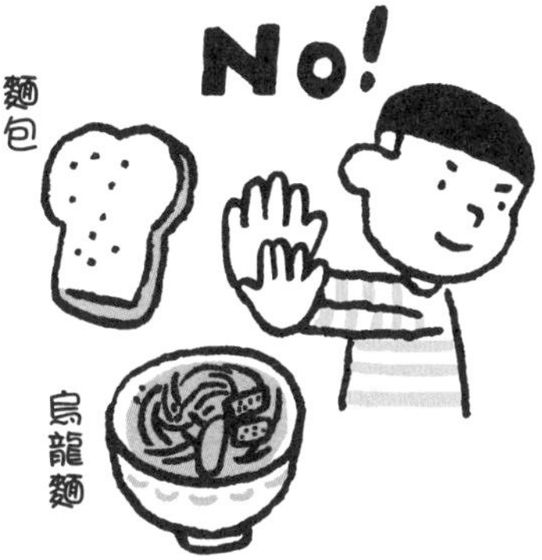

首先針對減鹽的部分，他建議家中所有調味料都選用無添加的產品，且麵包等小麥製品也全部都要從餐桌上排除，必須下定決心開始過無麩質的飲食生活。除此之外，還增加了低醣飲食、攝取椰子油等項目，徹底執行生酮飲食。

小春的尿液檢查結果

2015年4月	
潛血3＋	蛋白＋
2015年5月	
潛血3＋	蛋白＋
2015年6月	
潛血2＋	蛋白＋
2015年9月	
潛血2＋	蛋白−
2016年4月	
潛血＋	蛋白−
2017年4月	
潛血(±)	蛋白−

改變了飲食生活的結果，就是孩子的尿液檢驗數值慢慢改善，兩年後檢測出的尿潛血是±，尿蛋白則是負的，主治醫師表示今後不需要再回診了，讓我大大鬆了一口氣。拜生酮所賜，孩子的體力回復了，身心也都回到了健康的狀態。

我也因為家人的緣故而一起採行生酮飲食，這讓長年困擾我的偏頭痛和口內炎都不藥而癒了，現在全家人都健健康康的。

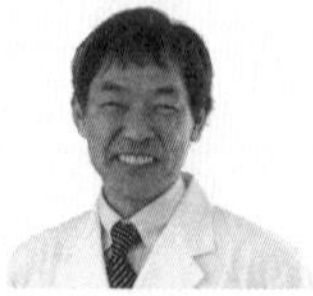

白澤醫師
這麼說

過敏性紫斑症會突然發病，成因目前還無從得知，但透過生酮飲食能讓腎臟機能回復正常！

過敏性紫斑症主要會出現紫斑、腫脹、腹部疼痛、關節痛等症狀。一般發病的患者以三到十歲的幼兒及學童為最多，假使患者也有腎臟病，便稱為紫斑症腎臟炎。

這項疾病的成因至今還無法明確掌握，只知道是經由感冒的病毒與病菌感染所引起，此外也與免疫系統產生的抗體IgA有所關聯。

小春的狀況是尿潛血和尿蛋白過高，也就是不明原因導致腎臟機能障礙。有人認為腎臟有問題的人如果酮體數值過高，就會讓病情惡化。不過最近的研究卻發現，酮體可以改善腎臟機能，小春或許就是一個好例子。

他的母親並沒有完全依賴藥物療法，而是從根本上去改善飲食生活，我認為這是一項非常明智的作法。

第2章

打造聰明的大腦，就從母親的肚子裡開始

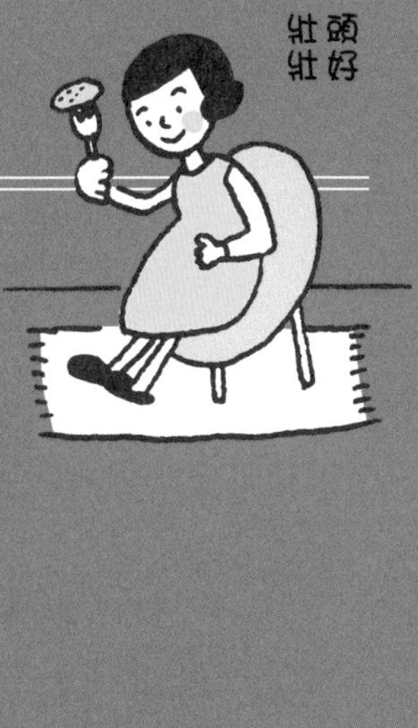

大腦必需的能量來源
來自脂肪產生的「酮體」

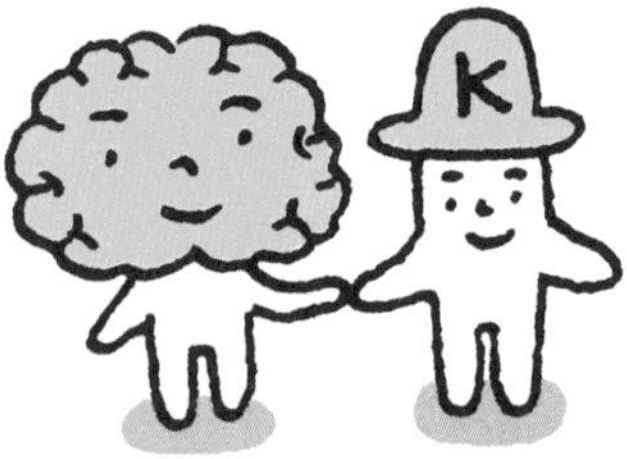

以醣類為主的飲食生活
會導致各種疾病

在母親身邊蹣跚學步的小女孩，是出生滿十一個月的C子。在我跟媽媽談話的時候，不吵不鬧，靜靜地在一旁微笑，一點都不像稚齡的寶寶。當時媽媽正因C子的姐姐嚴重的異位性皮膚炎而煩惱，相較之下，C子的皮膚卻相當細緻光滑。

明明是來自相同的雙親遺傳，究竟為什麼會有這樣的不同？我初步判定，其中的差異是副食品所引起的。姐姐跟一般人一樣，是從稀飯開始接觸副食品，後來就出現了異位性皮膚炎。

反觀C子在離乳期並不是吃稀飯，而是吃燉肉湯或奶油乳酪等富含蛋白質和脂肪的副食品。

我們從C子姐妹的案例便能理解，要培育出健康聰明的小孩，就必須慎重考慮提供的副食品所包含的營養素。

針對這個議題，以下特別邀請日本宗田婦產科醫院院長宗田哲男醫師來分享他的見解，談談孕婦和副食品如何與生酮飲食配合。宗田醫師曾出版多本關於酮體與健康的著作，在台灣也曾發行《生酮飲食：現代人的健康救星》這本書。

正如我們一開始所說的，以什麼為主要的能量來源，是左右我們健康的最大因素。但仔細看看現今日本人的飲食，主食往往是飯及麵包、麵類等，都是富含醣類的食品，而配菜則是肉、蔬菜、菇類及海藻等。碳水化合物（醣類）、蛋白質、脂肪這三大營養素在一天內的一般攝取量為醣類百分之六十、蛋白質百分之二十、脂肪百分之二十，也就是說，我們的飲食是以醣類為中心。

我長年來研究、診療失智症和糖尿病等生活習慣病，發現以醣類為中心的飲食生活，是造成我們罹患這些慢性生活習慣病的元凶。

對大人來說不好的飲食，也就不可能對孩子有益。或許從C子這對姐妹身上就印證了這一點。

早在數百萬年前，人類的能量來源便是由脂肪酸所製造的酮體

我想很多人會認為「我們每餐都是靠米飯和麵包提供活力，這一點毋庸置疑」。正如我剛才所說的，現代人的飲食生活確實是以米飯、麵包和麵類為主食，以作為能量來源。以下的內容雖然比較難，但我們還是來看看吃完飯以後，它是怎麼轉化成能量來源。

主食中包含許多醣類，會在腸道內分解、吸收為最小單位葡萄糖，再運送至肝臟。而葡萄糖接著會由肝臟藉由血液與氧氣一起被細胞和肌肉等組織吸收，以維持生命，提供人們日常活動所需的能量，這樣的能量代謝系統我們稱為「葡萄糖代謝系統」。

如同前面所說，以醣類為主的飲食正是引發被稱為文明病的癌症、糖尿病等生活習慣病，以及兒童的異位性皮膚炎、ADHD、繭居和易怒等性格的原因。

「不過，我的雙親和祖父母，代代都是這樣吃的不是嗎？」應該有很多人這樣想吧。話雖如此，但絕大多數的日本人開始吃白米和精緻小麥，只不過是近一百年來的事。在這之前，除了一部分的人之外，多數人並沒有辦法每天都吃白米飯，因此糖尿病等慢性生活習慣病的患者人數比起現在可是少之又少。

在這裡稍微岔開一下話題。

人類從什麼時候開始使用葡萄糖作為能量來源？再怎麼往前推算，都應該是在開始栽種稻米等穀物的農耕時代之際，也就是約一萬年前。人類在約七百萬年前從人猿演化為兩腳行走，進而使腦力有了飛躍性的發展，開始使用工具及火。

那麼，約六九九萬年前還未以米或穀類為能源時，人類是以什麼作為能量來源呢？

人類食用肉類推算約自二五〇萬年前開始，會在山川、森林、河海等地獵捕動物和魚

肝臟的能源迴路

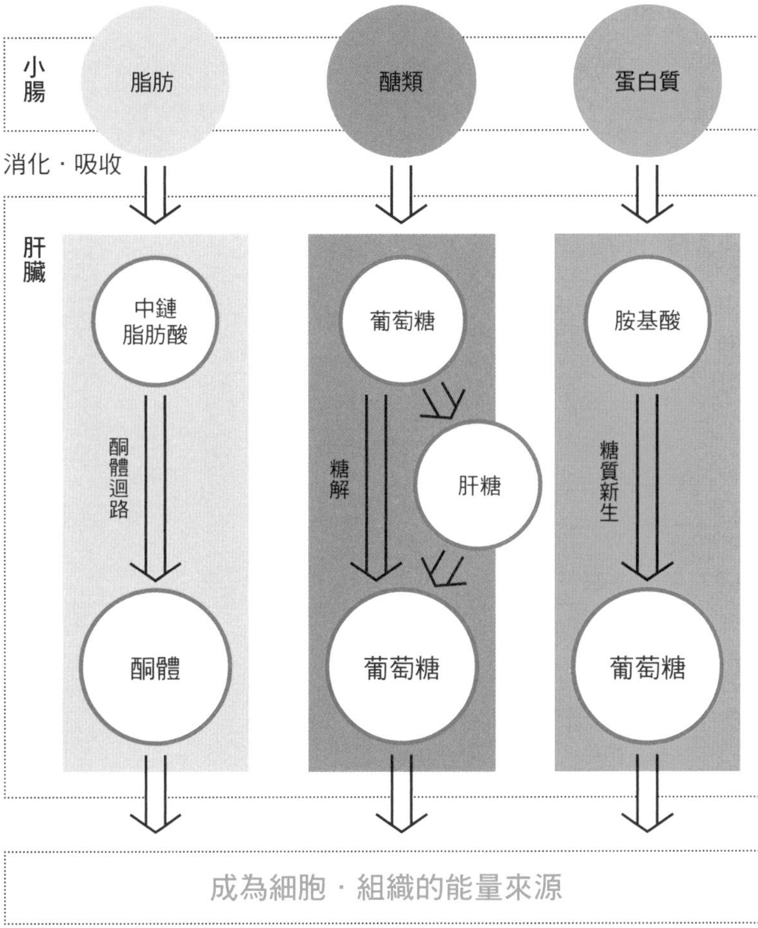

成為我們能量來源的物質有葡萄糖和酮體。以醣類為主的飲食是以葡萄糖為能量來源，而低醣飲食或生酮飲食的能量來源則同時包含葡萄糖和酮體。

類，或採摘樹果與水果等作為能量來源。換句話說，我們人類數百萬年以來都是以動物和魚類、樹果和水果等所含的脂肪為主要的能源。

脂肪在腸道內被分解和吸收為脂肪酸，然後運送到肝臟，再從脂肪酸製造所謂的酮體，在血液中釋放出來，作為人體所需的能量來源。

我們人類本來的能量代謝系統便是以酮體為來源的「生酮體質」，沒有理由在幾百分之一的歲月裡，就變成使用葡萄糖為能量來源的葡萄糖體質，正因如此，在生活便利的現代，每餐都可以輕易吃到白飯、麵包和麵類的飲食生活，便是造成現代人罹患肥胖、癌症、慢性生活習慣病和異位性皮膚炎等最主要的因素。

和葡萄糖相比，酮體是效率佳且品質好的能量來源

想要培育出健康聰明的小孩，重點在於將醣類為主的飲食習慣，改為以酮體為能量來源的生酮飲食。或許有父母會擔心從小開始讓孩子攝取大量的脂肪，是不是會造成肥胖等病症。

因此下面我將詳談脂肪酸如何轉換成酮體這項能源。

所謂的酮體到底是什麼？

在說明的過程中，或許會出現許多各位不曾聽過的專有名詞，但這些都是非常重要的內容，所以我會盡可能以簡單的方式讓大家理解。

酮體是由複數的脂肪酸所生成。酮體包括乙醯乙酸、β羥丁酸和丙酮。而這三種化合物當中，最常作為能量來源的是β羥丁酸。

一直以來，葡萄糖都被認為是大腦唯一的能源來源，所以我們從小就會被要求要「多吃飯」。不過近年來各式各樣的研究證明，β羥丁酸也是腦部的能量來源之一。

此外，也有不少研究證明人體所需的能源中，酮體優於葡萄糖，例如午餐後不會打瞌睡便是酮體的優點之一。

葡萄糖在進入細胞和組織時，需要胰島素這項荷爾蒙來協助，要是這項機制失常，便會導致肥胖或糖尿病。兒童肥胖問題的成因，就是醣類攝取過多，造成胰島素功能異常（胰島素阻抗）、胰島素分泌量減少。另外要是醣類攝取過多，在能源用不完的情況下，過剩的葡萄糖會被胰島素轉換成中性脂肪（三酸甘油酯），變成脂肪細胞儲存起來，這也是導致肥胖的原因之一。

另一方面，酮體並不像葡萄糖那般需要借用胰島素，它可以直接融入細胞和組織，是效率非常高且很好利用的能量來源。

而且酮體的能源使用率約為葡萄糖的一．二五倍，也就是說，如果有一樣多的酮體和葡萄糖，前者可以產生更多的能量。

要產生酮體當能量來源 就必須採行低醣飲食

比葡萄糖更有效率，且不會造成肥胖的酮體，卻有一個弱點。那就是血液中若同時有葡萄糖存在，葡萄糖會被優先當作能量來源。因此就算採行生酮飲食，讓酮體存在血液當中，要是不改變向來攝取醣類的飲食方法，葡萄糖便會被優先使用，白白浪費了酮體。

所以重點就是低醣飲食。對白飯、麵包和麵類等食物加以克制，那麼血糖值一定會下降，如此一來，酮體便會成為高效率的能量來源。

然而，要讓酮體有效地被使用，除了低醣飲食，重要的是多多攝取脂肪，打造生酮體質。

小結

☑醣類為主的飲食生活是造成慢性生活習慣病等各種疾病的原因。

☑脂肪酸所製造的酮體也可以促進新陳代謝。

☑酮體是大腦的能量來源，可以促進大腦活化。

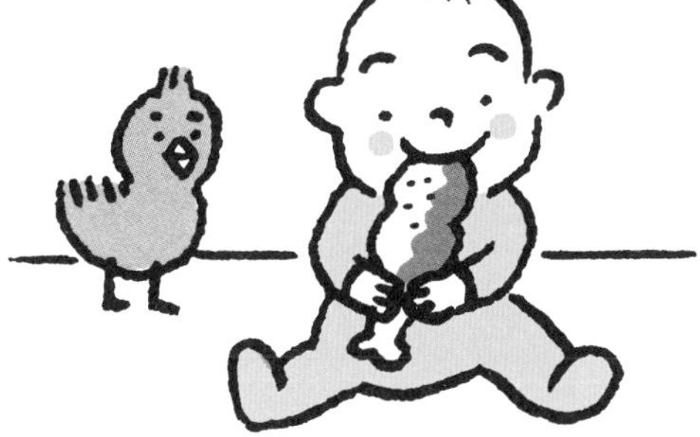

從懷孕開始注意飲食，就能培育出聰明的孩子

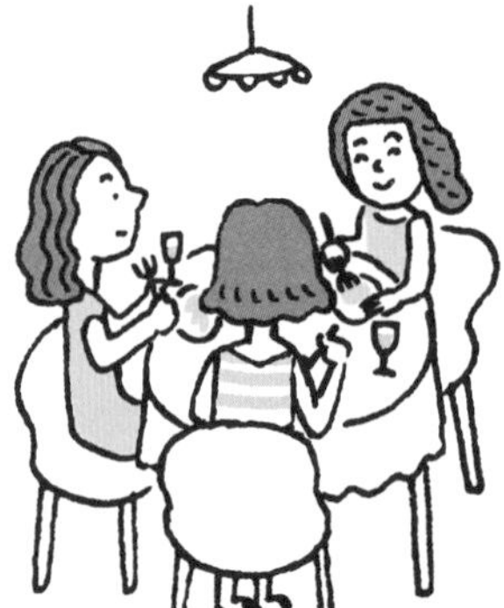

胎兒的能量來源不是葡萄糖，而是酮體

前面提到「人類在數百萬年前是吃動物的肉及魚類來維生」，也就是說，肉類和魚類含有豐富的脂肪，在人類的歷史上會用來產生酮體作為能量來源。這表現在懷孕的母親透過臍帶將胎盤的營養傳遞給成長中的胎兒。

而證明這件事的則是婦產科醫師宗田哲男院長（宗田婦產科醫院院長）。宗田醫師過去患有糖尿病，後來經由低醣飲食治癒，因此率先在婦產科領域針對不孕症治療、妊娠糖尿病及孕婦的健康管理，導入低醣飲食的觀念。

接著，我們來看看宗田醫師的說明，了解生酮飲食對孕婦、哺乳中的媽媽和嬰兒副食品有多麼大的影響。

宗田哲男醫師的解說

過去一到兩個月，可以看出我平均血糖值的糖化血色素（HbA1c）數值約百分之九（正常標準值是百分之五．二到六．一），因為患有這樣的糖尿病，所以發現了低醣飲食的書之後我隨即開始執行。在那之前，我嘗試了各種降血糖的方式，糖化血色素值仍舊沒有下降。但低醣飲食卻讓我成功減重十五公斤，解決了肥胖的問題，不但如此，我的糖化血色素值還降到正常的百分之五，脂肪肝和高血壓也完全治好了。體驗到這樣劇烈的變化後，我開始思考這項作法是不是可以同樣運用在我的患者身上，因此開始了低醣飲食的療法，成效非凡。

此外，我也發表了在婦產科採行低醣飲食是否有效的論文，可惜被日本糖尿病．孕婦學會和日本病態營養學會等組織猛烈炮轟。但我並沒有因此停止低醣飲食的推廣，我們測量過孕婦的胎盤、臍帶血，及新生兒的酮體數值，發現負責從母體輸送營養給胎兒的臍帶血，與胎兒的絨毛上所採集到的酮體值都相當高。在出生四天後的胎兒，以及出生一個月與三到四個月的嬰兒身上，我們也都測量到他們的酮體，發現不管用母乳或牛奶養育小孩，都有非常高的酮體值。

這些數據證明了胎兒和新生兒的能量並不是來自葡萄糖，而是來自酮體。所以我更深信低醣飲食是人類最根本的營養法。

以往被認為是糖尿病酮酸中毒的元凶，所以酮體才被人們嫌惡

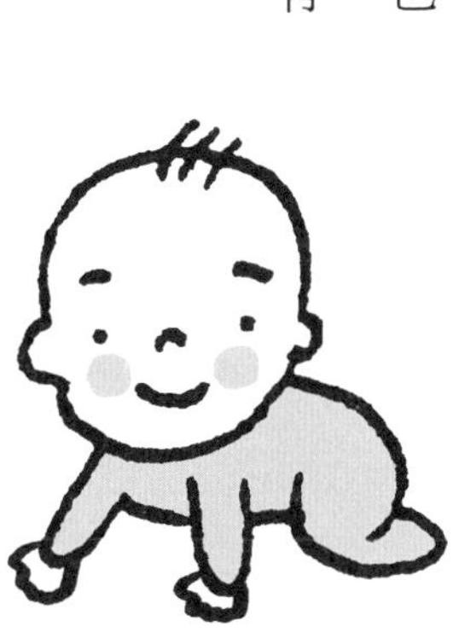

就如白澤醫師所說，酮體是比葡萄糖更好的能量來源，但是以日本糖尿病學會為首，

醫學界至今還是把酮體視為致人於死的兇手。

聽我這麼說，各位或許會認為無論酮體多能活化大腦，要是過高就有可能致死的話，那麼低醣飲食仍是相當危險的作法。但就結論來說，酮體原本就不是醫學界所說的那麼危險的東西，反而是培育健康聰明的小孩不可或缺的物質。

為什麼酮體會被認為不好？那是因為被認為會引起糖尿病的併發症之一「糖尿病酮酸中毒」，這是腎臟無法分泌胰島素或是分泌量微乎其微的第一型糖尿病患者容易發生的問題。

糖尿病酮酸中毒是指血糖值和血液中的酮體異常偏高所產生的急性代謝併發症。糖尿病會使胰島素分泌嚴重不足，皮質醇和腎上腺素等與胰島素有相反作用的荷爾蒙則會增加，讓胰島素的功能下降，因而產生急性併發症（胰島素阻抗）。

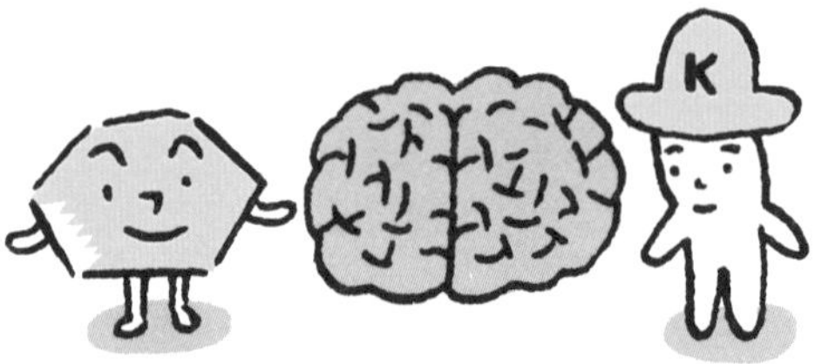

胰島素阻抗會使葡萄糖無法被當作能量來源，導致血糖值維持在非常高的狀態。這樣的結果，讓構成體脂肪的脂肪細胞中所儲存的中性脂肪被分解為能量來源。這時被當成副產品而製造出來的酮體，便會在血液中異常急遽地上升，導致血液呈現酸性。

而糖尿病酮酸中毒的人就會出現噁心、嘔吐、腹痛等消化器官的症狀，由於無法利用葡萄糖當能量來源，所以呈現高血糖狀態，尿液中排出大量的葡萄糖，造成體液與電解質流失，陷入脫水。此外也會因為血液酸化，再度讓血糖值下降，引起心跳過快。有時還會造成呼吸急促，吐出來的氣會有水果般的氣味，當然最糟的是會陷入意識不清或昏迷的狀態，倘若延遲治療則會造成死亡。

寫到這裡，應該更會有人覺得酮體增加是一件可怕的事，但我要跟各位說，這不過是無謂的擔心。

我之所以這麼說，有兩個理由。

首先，執行生酮飲食雖然會讓血中的酮體值上升，但與糖尿病酮酸中毒的酮體值相比，數值仍舊偏低，所以生酮飲食並不會引起糖尿病酮酸中毒的症狀。

其次，酮體並不是引起糖尿病酮酸中毒的主因，而是因為無法使用葡萄糖當能量來源，結果讓血中的酮體值上升。也就是說，只要不是第一型糖尿病患者，血中的酮體值就不會異常上升。糖尿病酮酸中毒可說證明了酮體能代替葡萄糖成為人體的能源。

在理解生酮飲食和生酮體質後，在第三章和第四章，我們就可以進一步來理解白澤醫師提出的「培育聰明孩子的飲食基礎」和「讓孩子變得樂於學習的白澤流飲食生活」，相信這些內容是可以幫助各位循序漸進的捷徑。

（撰稿／宗田哲男）

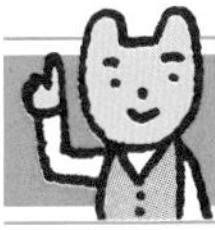

小結

- ☑低醣飲食可以治療不孕症和妊娠糖尿病，讓孕婦的健康管理能順利進行。
- ☑孕婦和胎兒原本的酮體值就非常高。
- ☑被認為不好的酮體其實是讓頭腦變聰明的好夥伴。

捨棄以稀飯為主的副食品，用飲食培育出聰明好頭腦

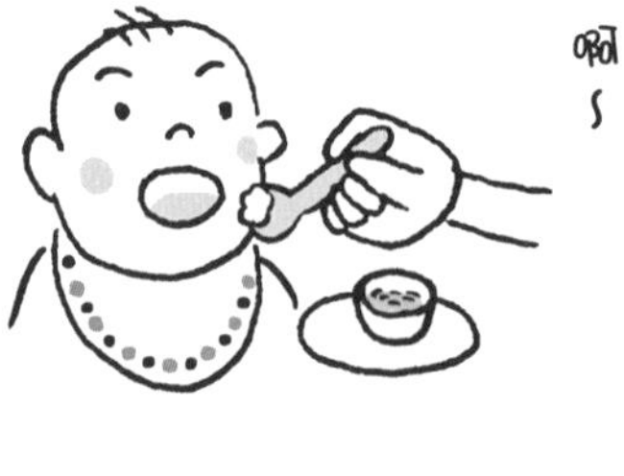

嬰兒唯一的營養來源——母乳中含有豐富的脂肪

我會在我的診所裡對孕婦說明低醣飲食的好處，讓孕婦完全理解後才開始執行，她們血液中的酮體值當然也會因此而上升。不過我卻有一項驚人的發現，那就是縱使沒有執行低醣飲食的孕婦，也約有百分之七十擁有相當高的酮體值。

這究竟代表什麼呢？

第一，是代表酮體並非危險的物質。

另外十分重要的一點，是代表母體在孕育新生命時，絕對需要的是酮體而非葡萄糖。

酮體是在母親的肚子裡慢慢孕育胎兒時所必需的能源，透過剛剛的說明，各位應該都已經理解了。母親為了供給胎兒酮體，便需要脂肪酸（脂肪）這項材料，懷孕時膽固醇數值的上升就證明了這一點，而且懷孕後期膽固醇上升到三〇〇毫克／分升（mg/dl）以上也算是正常的。這是一般懷孕會出現的變化，也因為如此，孕婦的膽固醇值變高無需驚訝，更不需要過多的擔心。

胎兒和新生兒需要膽固醇的理由還有一個——各位知道大腦的組成成分中最多的是什麼嗎？

既然製造人體的是蛋白質，大概會有很多人認為大腦存在最多的就是蛋白質。但其實大腦約有百分之六十是脂肪，脂肪中的百分之三十則是膽固醇。懷孕時膽固醇值會升高，是因為這是形成胎兒的大腦時不可或缺的物質。

懷孕後期膽固醇會更明顯地上升，生產後約六週也還會持續上升，一直到哺乳後才會慢慢下降。

嬰兒的唯一營養來自母乳，但母乳成分中的能量來源並不是醣類而是脂肪，這就是為什麼出生第四天及出生一到兩個月的嬰兒的酮體值會那麼高——因為嬰兒是以脂肪產生的酮體作為成長的能量。

副食品以蛋白質與脂肪為主，才是養育健康聰明小孩的基礎

說到這裡，大家應該都理解酮體是胎兒和新生兒的能量來源，且大腦的發育十分仰賴以酮體為基礎的脂肪。

對出生五個月的嬰兒來說，母乳或牛奶是必要的能量來源。但六個月過後，嬰兒開始會爬、會自己行動，母乳和牛奶所提供的能量就不夠了，此外所需的必需營養素也不斷增加，因此不足的部分就必須從副食品取得。然而我們卻發現，日本的副食品其實有很大的問題。

胎兒及喝母乳的新生兒原本都屬於生酮體質，也就是人類本來的能量代謝方式，但在日本，很多嬰兒都是從稀飯開始吃副食品，因此好不容易具備的生酮體質，在一夕之間就變成以醣類為主的體質了。

我個人認為，副食品是阻礙日本兒童健全成長的主因。異位性皮膚炎、自閉症和易怒的性格，都和副食品脫離不了關係。

請試著回想一下這一章開頭白澤醫師介紹過的十一個月的嬰兒。就因為她的副食品是以蛋白質和脂肪為主，所以不會發生異位性皮膚炎，皮膚比較光滑，且笑容滿面、個性溫和，可以健健康康地成長。

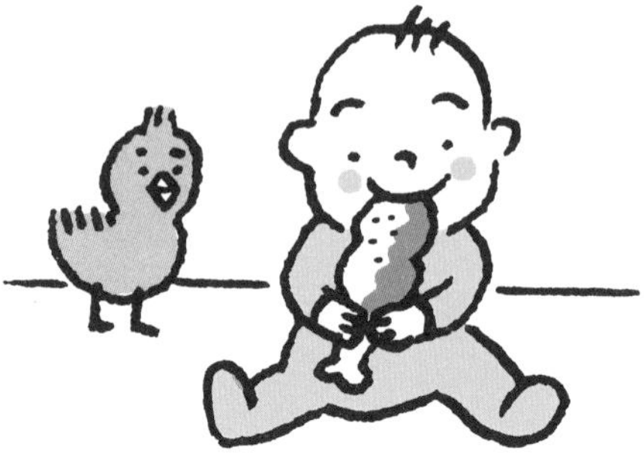

和脂肪一樣重要的還有蛋白質。蛋白質是細胞的主要材料，是打造健康的身體不可欠缺的營養素。此外，人體內許多與代謝相關的酵素，和負責免疫力的白血球等免疫細胞所需的材料，也都是蛋白質。因此，富含蛋白質和脂肪的魚、肉、雞蛋等，都是嬰兒副食品很重要的食材。

延遲餵食副食品的時間會提高智能障礙的風險

如剛才所說，出生六個月後，只有母乳作為能量來源是不夠的，而且必需的營養素也會不足。要是擔心食物會引起過敏而遲遲不餵食副食品、只讓孩子喝母乳的話，在滿九個月後就會導致一半的必需能量不足。而能量來源不足的狀態會造成體重無法增加、智能障礙等各種發展障礙的風險提高。

除了無法獲得能量以外，特別欠缺的還有鐵質。胎兒時期可以從母親的身體吸取充足的鐵質，因此嬰兒出生時體內就含有鐵。但是母乳並沒有含鐵，所以孩子在滿六個月左右身體的含鐵量就會不足。因此在餵食副食品時也要充分補充鐵質，否則容易有貧血的症狀發生。負責醫療衛生與社會保障的日本厚生勞動省表示，缺乏鐵質會使幼兒的精神運動發展遲緩，此外也有研究指出，出生六個月到十二個月之間若沒有充分攝取鐵質，那麼學習能力、空間認知能力、記憶力等認知機能產生障礙的風險會比較高。

維他命和礦物質的不足也是造成許多障礙的原因，所以盡量不要使用富含醣類的稀飯作為副食品，應該以蛋白質和脂肪為主，提供孩子營養均衡的副食品，這一點是最重要的。

不需要過度擔心食物過敏

許多母親要開始餵食副食品時，便擔心是不是會引起幼兒的食物過敏。事實上，近期確實有越來越多的過敏兒，尤其是未滿一歲的嬰兒中約百分之十有食物過敏的反應。

導致食物過敏的原因很多，雞蛋、牛奶和小麥都是，其中最多的是蕁麻疹、過敏性濕疹等皮膚症狀，其他還有打噴嚏、咳嗽、腹痛、嘔吐等狀況。但因為害怕食物過敏而延遲餵食副食品，就如前面提到的，反而可能造成重大的發展障礙，所以也不需要過度緊張。

但要是因為食物過敏，引起全身過敏症狀及過敏性休克、危及性命時，就要盡快到附近的醫療機構看診。

近來人們對於食物過敏的想法有了很大的改變。

其中很重要的一項是「不要延遲餵食副食品」。目前仍有些人會因為害怕食物過敏而延遲餵食嬰兒副食品的時間，但各位應該都明白這絕對不是好的預防方式。與其延後，還不如提早餵食嬰兒各種不同的食物，找出哪些是「安全的食物」，這一點是非常重要的。要是故意不吃某些食品，就不會知道究竟會不會導致過敏，說不定反而容易變得對那些食品過敏。

另外，還有一些孕婦因為怕小孩出生後對蛋過敏，所以在懷孕期間一律不碰任何蛋類，但這並不是可以預防蛋過敏的正確方式，就算在哺乳中也無需多此一舉。

如果確定孩子食物過敏，就應該到醫療機構看診，接受食物過敏原激發測試，以便掌握孩子可以安全食用的分量有多少。很多時候，在可容許的範圍內少量餵食，可以幫助孩子在成長過程中自然地增加食用量。不僅限雞蛋，要是害怕造成過敏而一律排除，反倒可能對孩子的健全發育產生負面影響。

（撰稿／宗田哲男）

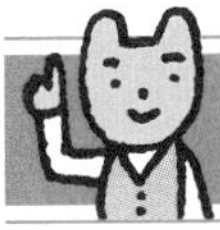

小結

☑脂肪是形成嬰兒大腦不可或缺的物質。

☑延遲餵食副食品會使發展障礙的風險變高。

☑母親就算不吃雞蛋等特定的食品，也無法預防孩子過敏。

COLUMN

以酮體作為能量來源，身心會較安定，思考也會更積極

養育孩子的過程中，若無法按照自己期望發展，父母總會感受到很大的壓力，且焦慮難安，而孩子往往也會敏銳地感受到父母的不安。

然而這時若能維持生酮體質的話，許多人的不安感便會不可思議地消失。壓力是造成焦躁的原因之一，同時也會破壞荷爾蒙的平衡，若擁有生酮體質，就有調整荷爾蒙平衡的作用，就算有壓力，也比較不容易焦躁。

另外，為防止焦慮，食物放到口中後，不妨放下筷子、刀叉或湯匙，咀嚼三十次後再吞下。吃白飯的話很容易不到三十次就咀嚼完，但肉和魚的話應該可以嚼到三十次。食物只要經過咀嚼，就會分泌神經傳導物質血清素。血清素又被稱為「幸福的荷爾蒙」，主要是因為有安定神經的作用。

用餐時仔細咀嚼肉或魚，對大人和小孩來說，都可以有效防止焦慮、緩解壓力。

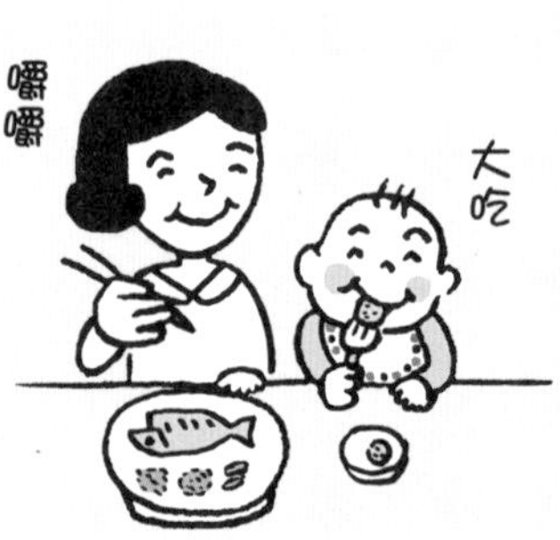

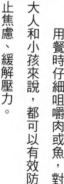

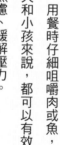

第 **3** 章

培育聰明孩子的飲食基礎

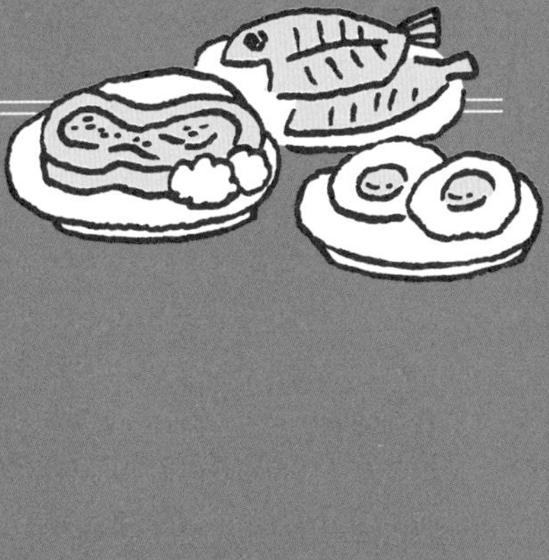

理解生酮體質的基礎，就是變聰明的開始

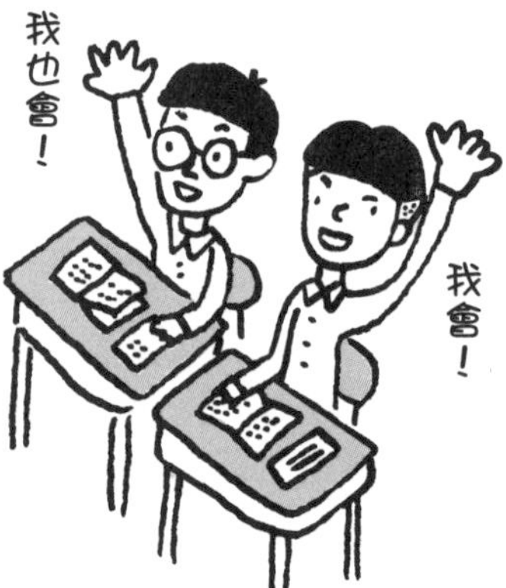

將能量來源從葡萄糖轉換成酮體後，好處多多

在第二章裡，我們說了一些比較困難的理論，而第三章的主題是飲食的基礎，在開始說明之前先來複習一下前一章吧。

●現代的兒童有很多身心疾病，其實主要的原因是來自於依賴醣類的飲食生活
●人類數百萬年來都維持以蛋白質和脂肪為主的飲食習慣
●以蛋白質和脂肪為主執行低醣飲食，便稱為生酮飲食
●孕婦、胎兒，以及開始吃副食品之前的新生兒都屬於生酮體質
●要養育聰明的孩子，建議在開始吃副食品以後，也要持續生酮飲食

在第二章，我們說明了上面幾點。

接下來，則要談談生酮體質所需要的基本飲食架構，具體說明怎樣的飲食習慣才能打

造出生酮體質。

在第二章，我指出以醣類為主的飲食生活讓孩子容易生病，大人也容易罹患糖尿病、高脂血症、脂肪肝、代謝症候群及癌症等疾病，也就是導致所謂的慢性生活習慣病。而在第一章我們也強調過，使用酮體作為能量來源，可以讓兒童的腦力提升，下面就再複習一遍吧。

- **注意力集中：**頭腦變得清醒，可以專注學習
- **判斷力提高：**也就是頭腦的思考速度加快，減少粗心的錯誤
- **餐後不覺得睏倦：**餐後血糖值不會急遽上升又急遽下降，也就是沒有「血糖飆升（Glucose spike）」的狀況，所以餐後不會睏倦
- **心平氣和：**不會感到不安，在緊張的場合也可

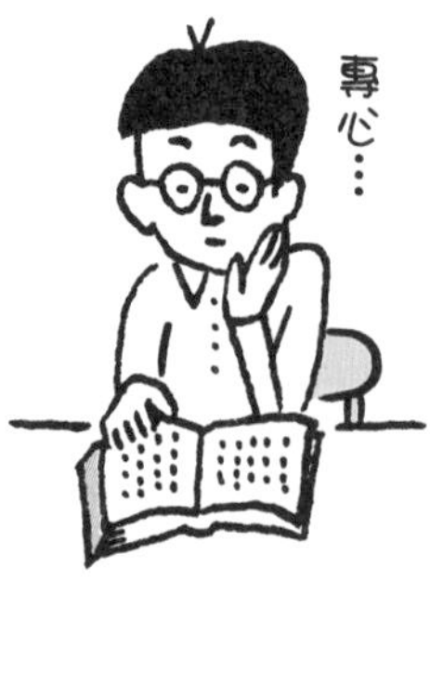

以輕鬆發揮原有的實力

●**不焦躁**：總是平心靜氣

●**不被壓力擊垮**：無論什麼情況都能輕鬆以對，不管有多少壓力都可以自然排除

這些好處可以協助幼兒期和學齡期的孩童解決躁動的問題，讓他們在日常生活中更安定，更能專注學習。

生酮體質的好處在大人身上也是通用的，所以我非常推薦大人跟小孩一起執行低醣飲食，改以蛋白質和脂肪為主。

特別是針對大人的好處有以下這些：

▼預防和改善疾病

●**糖尿病**：可以改善高血糖、預防血糖值上升

●**預防動脈硬化**：防止動脈硬化，使血管年齡保持年輕

●**預防代謝症候群**：因為製造酮體所需的中性脂肪減少，故可輕鬆達到減重的效果

●**預防癌症和復發**：癌細胞喜歡醣類，因此低醣飲食也有望預防癌症及癌症復發

●**預防失智症**：目前已知失智症是因為無法使用葡萄糖作為能量來源，而使腦神經細胞壞死所引起的。因此使用酮體取代葡萄糖作為大腦的能量來源，便可能預防失智症

▼改善身體失調

●**改善手腳冰冷**：因為代謝變好，促進末梢血液循環，讓手腳變暖和

●**改善水腫**：體液（血液和淋巴液等體內的水分）的流動會變順暢

●**不容易疲憊**：充分攝取蛋白質可以增加肌肉，變得不容易疲勞

●**改善失眠**：因為大腦的血液循環變好，不再昏昏沉沉，晚上會變得比較好睡，早上起床也會比較有精神

▼**美容及抗老化**

●**氣色變好：**血液循環改善後，氣色會變好，膚色也會變得比較明亮

●**肌膚變好：**蛋白質是膠原蛋白的材料之一，充分攝取可以讓肌膚滋潤有彈性

●**改善皮膚乾燥：**因為血液循環改善等，會從體內散發出滋潤感

●**預防白髮及掉髮：**白頭髮變少，髮量會增加

●**防止老化：**老化的原因是細胞氧化，而酮體具有防止細胞氧化的作用，另外最近也被證明可以打開人體儲備的長壽基因的開關

●**緩和更年期症狀：**減少焦慮不安的情形，緩和更年期症狀引發的多愁善感

▼**達到減重的效果**

●**不容易變胖：**儲存在脂肪細胞中的中性脂肪被用來產生酮體，所以體脂肪會減少

- **抑制異常食慾：**因為食慾中樞回復正常，因此適量的飲食就會滿足
- **不容易餓：**當血糖值下降的時候就會有飢餓感，而以酮體作為能量來源時，血糖值的上下波動會變少，因此不太會覺得餓
- **可以健康減重：**利用肉、魚等蛋白質維持肌肉量

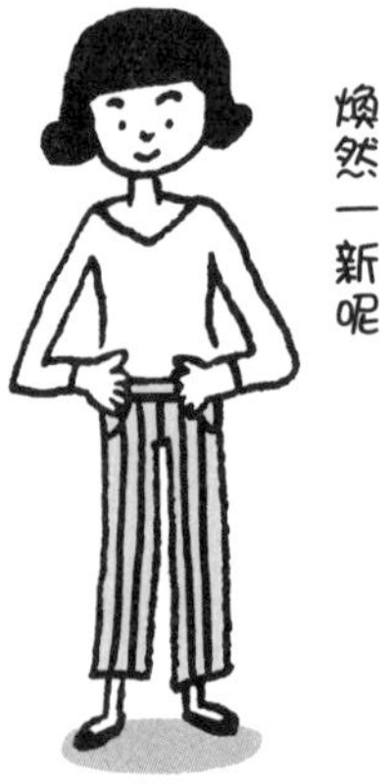

酮體增加 可以提升大腦的認知機能

我進行了很多有關生酮體質的研究，其中有一項關於酮體和認知機能的臨床研究，獲得不少有意思的資料。協助這項臨床研究的是一對三十一歲的同卵雙胞胎，其中弟弟開始執行生酮飲食，哥哥則維持平常的飲食生活，各自持續一個月。

實驗開始當天及一個月後分別進行了認知機能的檢查，針對語言記憶力、反應時間、綜合注意力、認知柔軟性、執行機能及單純注意力做了檢測。發現沒有改變飲食習慣、一直以醣類為主的哥哥，一個月前的語言能力和綜合注意力高於平均值，但在一個月後有下降的趨勢；另一方面，採用低醣飲食、食用椰子油的弟弟，所有的項目和臨床實驗開始那天相比全都提升了。

雖然生酮飲食的效果因人而異，也沒有辦法保證適合每一個人，但是酮體確實很有可能提升大腦的機能。

為了產生酮體，應限制多少醣類的攝取呢？

生酮飲食是以低醣飲食為基礎，並改以攝取蛋白質和脂肪為主。

砂糖和香甜的點心被認為有害人體，因此在每個有小孩的家庭裡，無論有沒有低醣飲食的概念，多少都開始傾向減少醣類攝取。不過在我向前來看診的患者或是他們的雙親確認飲食內容，並請他們記錄下來後，往往會發現處於醣類依賴狀態。

所謂依賴醣類的飲食內容，具體來說，是指一天內的醣類攝取量達到一八〇克以上。譬如一碗飯（約一五〇克）約含醣類五十五克，如果早、中、晚都各吃一碗，那麼所攝取的醣類約是一六五克。

但是醣類並不只存在於白飯、麵包和麵類這些主食裡，以小孩來說，還包括零食、甜點、水果、含糖果汁等，正餐之外再吃這些食物，就可以說是不折不扣的醣類依賴狀態了。縱使沒有給小朋友吃零食或甜點，大部分的家庭在烹調上多少會使用砂糖，這些都可能導致一天內攝取超過一八〇克的醣類，也就是處於依賴醣類的狀態。

因此，除了刻意限制醣類的人或家庭以外，可以說幾乎所有日本人都處於依賴醣類的狀態。那麼，接著就來談談一天到底可以攝取多少醣類。

簡單地說，生酮體質其實可以分為兩階段，且依照不同的目的，醣類的攝取量也會有所不同。

●半生酮體質

這是讓身體開始產生酮體的階段，各位不妨就先從半生酮體質開始體驗吧。這時醣類的目標攝取量是一餐二〇克到四〇克（一天六〇克到一二〇克），其中一兩餐不要攝取白飯等主食，或是減少一餐的主食量。半生酮體質會讓身體從只利用葡萄糖當能量來源，轉變為同時利用葡萄糖和酮體。經過一週的半生酮體質飲食體驗後，再來看看孩子的變化有多少。如果醣類減少，但孩子還是一樣有活力的話，就可以繼續往生酮體質邁進。

●生酮體質

這時醣類的目標攝取量是一餐二〇克以下（一天六〇克以下），為了達成這個目標，必須嚴格限制醣類的攝取。轉換成生酮體質後，血液中的葡萄糖會大量減少，因此身體的能量來源便會以酮體為主。

在執行低醣飲食時，要積極攝取肉和魚，以蛋白質和脂肪為主的飲食啟動後，會活化大腦和身體，這時應該就可以感受到本章一開始所列舉的生酮體質的優點。

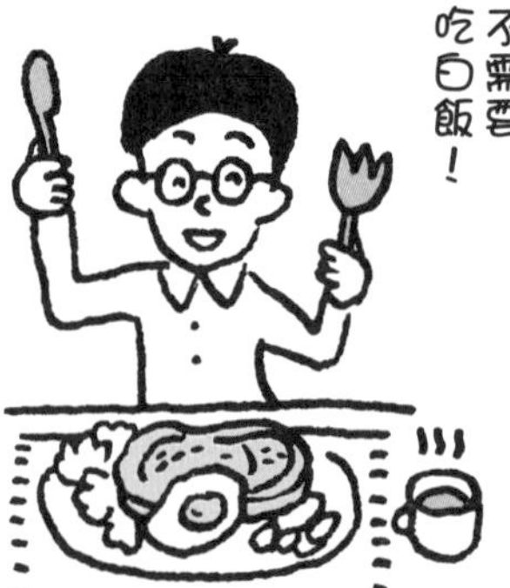

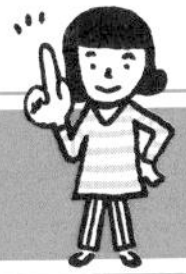

小結

☑ 把酮體當作能量來源，能提升專注力。

☑ 身體轉換為生酮體質後，抗壓性也會變強。

☑ 可以改善糖尿病等慢性生活習慣病。

為何低醣飲食能讓思路更敏捷？

為什麼午飯後會昏昏欲睡？

到目前為止，我已經解釋了生酮體質的基本原理，包括轉換為生酮體質後會有哪些好處，以及為了要轉換為生酮體質，應該限制多少醣類的攝取。

舉例來說，假使一輛車一邊的輪子是透過低醣飲食來驅動，那麼另一邊的輪子就是透過以蛋白質和脂肪為主的飲食來驅動。讀到這裡，可能有些人的內心還是充滿疑惑：「像過去那樣以葡萄糖作為驅動身體的能量來源究竟有什麼不好？」

所以在這一節裡，我們就來談談醣類的負面影響。

儘管人類最初是使用酮體作為能量來源，但進入農耕時代後開始生產穀物，醣類的攝取量逐漸增多，但也並非單純因為這樣就說葡萄糖作為能量來源是不好的。

原因在於醣類帶有損害大腦的元素。以下我要舉例說明醣類給大腦帶來的傷害。

相信大家都有過這樣的經驗：吃過午餐之後開始覺得想睡，導致無法好好完成工作或家事。

其中一個原因，是我們的大腦中有一座「生理時鐘」。我們每天早上起床、晚上睡覺，日復一日以固定的節奏生活，而控制早起與就寢等日常生活節奏的，就是位於大腦下視丘的生理時鐘。生理時鐘不僅讓人清醒和入睡，也會調整一天內的體溫變化，以及熟睡和淺眠的節奏。人體的機制一般是在晚上感覺到睡意，此外在其餘的半天內也都會產生微弱的睡意，只是不會像晚上那麼想睡。

可能有人會說：「原來是這樣，所以午餐後昏昏欲睡也是理所當然的。」不過仔細想想，我們並不是每天吃完午餐都一樣感到睏倦。也就是說，午餐後之所以會產生睡意，應該還有其他的理由。

吃完午餐後會想睡，正是以醣類為主的飲食所造成的。為了讓各位容易理解，我會盡可能用最簡單的方式來說明。

當你用餐的時候，葡萄糖會由腸道吸收並運送到肝臟，其中一部分會立刻釋放到血液中，讓血糖值急遽上升。這麼一來，胰腺便會分泌稱為胰島素的荷爾蒙，在胰島素的幫助下，葡萄糖被細胞和組織吸收，成為人體的能量來源。

血液中的葡萄糖濃度稱為血糖值，如果飲食以醣類為主，餐後的血糖值便會急遽上升，這時胰腺便會分泌大量的胰島素來降低血糖值。但這樣會讓血糖值處於急遽上升又急遽下降的狀態，也就是所謂的「血糖飆升」。

午餐後之所以會昏昏欲睡，就是血糖上升又急遽下降，導致供給大腦的葡萄糖極端減少所造成。正如前面所說，若飲食是以醣類為主，在每次吃完飯後血糖值就會急遽起伏，造成大腦損傷。如果孩子在學校吃完午餐後昏昏欲睡，學習效率就會變差。

另一方面，若利用酮體作為細胞和組織的能量

來源，便不需要借助胰島素。換句話說，身體轉換成生酮體質後，血糖值不會急遽起伏，也就完全不會對大腦產生影響。我想光是這一點，各位應該就能理解以葡萄糖當能量來源的缺點了吧。

餐後血糖值上下波動，讓易怒的兒童大幅增加

用餐後血糖值急遽上升，或血糖飆升又急遽下降等血糖值劇烈起伏的情況，並不只導致午餐後嗜睡。進入中高年後，罹患糖尿病的風險也會增加，相對也容易使動脈硬化，提高腦梗塞、心絞痛和心肌梗塞等危及生命的嚴重疾病的風險。

不知道什麼時候開始，年輕人之間流行起「惱羞」這個詞，指的就是「惱羞成怒」。會開始流行這個詞，就代表我們身旁有越來越多「惱羞成怒」的孩子。我認為易怒的孩子

增加的原因之一，就是以醣類為主的飲食引發餐後血糖值急遽起伏所導致的。

血糖值急遽起伏，會造成心理狀態不穩定，若是成年人，會比較知道要「看場合」控制情緒，但要是兒童的血糖值急遽起伏時，內心的不穩定便只會以橫衝直撞的方式發洩。

本章一開始就列出的生酮體質的優點之一，就是能讓精神安定，相反的，若處於血糖值急遽起伏的狀態時，精神上則會變得不穩定，導致時常感到焦躁、腦袋昏昏沉沉、注意力不集中等。

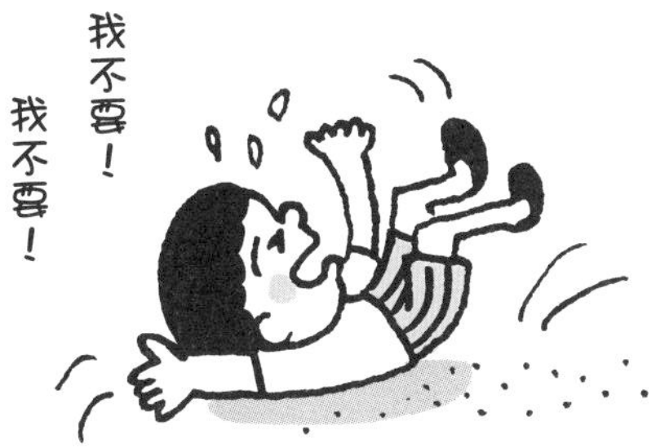

此外，我認為自閉症、ADHD、繭居等情況，除了本身體質因素外，也都受到以醣類為主的飲食導致血糖值急遽起伏所影響。正如我之前所說，在我診所看診的兒童患者的飲食，幾乎都呈現出依賴醣類的狀態。

對稻米和小麥產生類似毒品的依賴症

若我說許多人處於「依賴醣類的狀態」，大部分的人可能都會半信半疑吧。

但請各位想想看，大家每餐的主食的確多半是飯、麵包和麵條。

也有人會反駁：「吃米飯和麵包是長久以來的飲食習慣，並不一定表示是依賴醣類。」但是我們也經常聽到有人說「如果不吃飯就沒有力氣」、「只要有醬菜和味噌湯，不管幾碗飯都吃得下」、「兩三天不吃拉麵，就會想吃得不得了」，其實這些話正反映了依賴醣類的狀態。

接下來，我要實際說明日本人依賴醣類的狀況。

我時常在全國各地演講，經常進出東京車站和羽田機場，通常都是到最後一刻才趕抵車站或機場，匆忙搭上新幹線或飛機。難得有一天我準備搭乘的新幹線列車離發車還有段時間，我便決定到東京車站的地下街走走看看。這一看，讓我嚇了一跳——那裡有許多知名的餐廳和日本料理店，多半販賣便當和甜點，我不禁想到「這條地下街根本就是一條依賴醣類的大街」。我一邊這麼想著，一邊走回一樓搭乘新幹線，在一樓則看到商店林立，販售著全國各地知名的車站便當，每一家店都人滿為患，被想買便當的人擠得水洩不通。其實這樣的景象在一般的百貨地下街也經常可以看到。

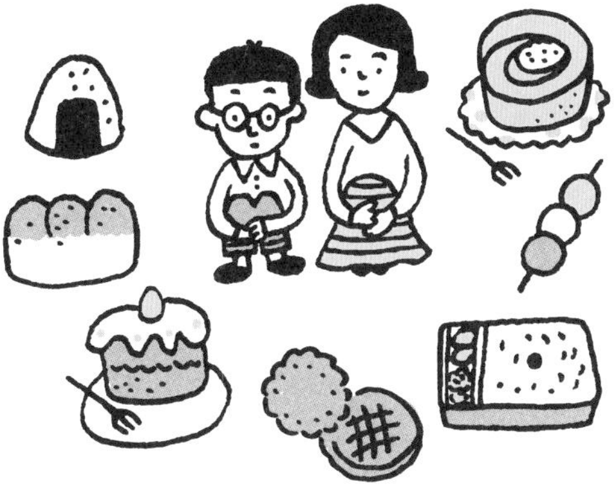

為何大家會這麼依賴醣類呢？

如同我說過好幾遍的，攝取醣類會讓血糖值上升，促使胰臟分泌胰島素，將葡萄糖送往細胞和肌肉。這樣一來，血糖值上升，受到暗示的腦部便會釋放出神經傳導物質血清素，告知我們「已經吃飽了」，因而產生飽足感。而餐後數小時血糖值會下降，告訴我們

「肚子餓了」，開始產生空腹感而引起食慾，這是對醣類沒有依賴的人所顯現的狀況。

但若是有依賴醣類的情形，吃完飯或甜食後，馬上會分泌出過量的胰島素，這時若接著再吃飯或甜食，就會分泌出更大量的胰島素。結果導致血糖值急遽下降，引發「血糖飆升」。

大腦處在極端的低血糖狀態時會誤以為肚子餓了，於是下達「多吃一點」的錯誤指令，接著大量分泌胰島素，造成血液中的胰島素值遲遲無法下降。如此一來，告知我們「已經吃飽」的血清素無法分泌，也就沒有飽足感。

而我們就會因為這樣的惡性循環而陷入依賴醣類的狀態。

小麥中所含的麩質
可能對大腦的認知機能產生負面影響

以醣類為主的飲食所帶來的負面影響，除了糖尿病、肥胖症和動脈硬化等依賴醣類的症狀外還有很多，其中最明顯的影響就是對小麥的依賴。「每餐都吃麵包也不會膩」的年輕女性越來越多，就是因為過度依賴小麥。至於真正的犯人，則是小麥裡所含的一種蛋白質「麩質」。

日本生產的小麥比較不會引發這樣的依賴症，然而現在日本所消費的小麥約有九成是進口的，其中又有約六成來自美國。在美國，因為麩質而引起的自體免疫性疾病「乳糜瀉」備受關注，其中原因正是由於小麥不斷異種交配。

日本所販賣的麵包大部分都使用小麥，每天早上吃完麵包大約兩小時後，血糖值會下降，因此感覺肚子餓、非常想要再吃麵包。有時候甚至會出現頭昏腦脹、全身疲倦及發抖的症狀。

麵粉加水搓揉後靜置，接著放在水龍頭下沖洗後，殘餘的便是麩質，它是由多種蛋白質所組成的，麵包和蛋糕彈牙的口感大多都是出自於麩質。

因麩質造成乳糜瀉的孩子大部分會發育不良，另外也有研究顯示麩質對ＡＤＨＤ有所影響。

根據澳洲莫納什大學（Monash University）消化器官病學系的葉蘭多博士團隊所做的研究，發現小麥胜肽（Peptide）可能影響認知機能。經由飲食攝取蛋白質後，會在到達腸道前被消化液消化、分解為最小單位胺基酸，並在腸內被吸收，一般來說不會有異常反應。但小麥的麩質中，有一部分無法被分解為胺基酸，呈現介於蛋白質肽和胺基酸中間的狀態。

葉蘭多博士的研究團隊目前正關注、研究乳糜瀉病患不時會出現的「腦霧」症狀。這種症狀會造成注意力渙散、短期記憶不正確，嚴重的時候還會說不出話來。

儘管目前還無法釐清麩質導致認知機能障礙的機制，但經由動物實驗顯示，小麥胜肽中的一種會和腦內的嗎啡受體結合，或許有所影響。

職業網球選手喬科維奇利用無麩質飲食回春

塞爾維亞的諾瓦克．喬科維奇選手是當今職業網球界最強的選手之一，他在被稱為大滿貫的四大公開賽中囊括了十二次冠軍。

但他在二〇一〇年的時候曾經因為身體狀況不佳而陷入低潮期，原因是由於患有麩質過敏症，諷刺的是，他的老家還是披薩店。確診後的喬科維奇選手進行了十四天的無麩質飲食治療，結果除了減輕體重、變得更精實外，在網球場

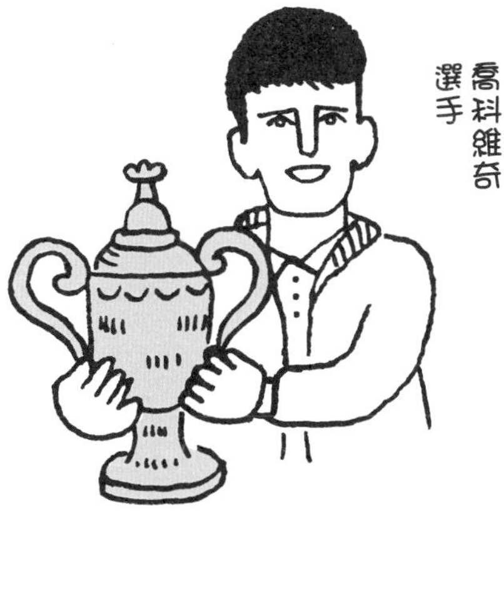

上的動作越加敏捷，專注力更提升了許多。他在隔年便擺脫低潮，贏得四大公開賽中的三大賽，並締造四十三連勝的創舉。

但如果他再吃含有麩質的貝果，隔天就會像是宿醉一樣頭昏腦脹，身體反應也會變得遲鈍。從此以後，凡是含麩質的小麥製品一律被他逐出餐桌外，大豆蛋白、酪梨、腰果醬則成為他最愛的食物。

轉換為無麩質的飲食後，便可以把酮體當作能量來源。各位不妨看看喬科維奇選手的比賽，在對手打到球的瞬間，他馬上就可以判斷該如何反應，擊球也十分穩定。相反的，麩質會影響比賽中的專注力，對腦部機能有負面影響，導致對手發球或回擊時無法迅速反應。

最近已經有很多無麩質的食材出現，若要給孩子吃麵包、披薩和義大利麵，應先確定是不是使用無麩質的食材。另外，使用無麩質的麵粉自己在家做菜，也是一個不錯的方法。若是過去都讓孩子吃市售的麵包和義大利麵，一旦開始轉換為無麩質飲食，孩子的狀態一定會有所改變。

日本的職業運動選手中，執行低醣飲食或是無麩質飲食的有拳擊手井岡一翔，以及足球選手長友佑都。

井岡選手曾是WBC世界極小量級（Minimun）、WBA世界極小量級（Minimun）、WBA世界次蠅量級（Light fly）的冠軍，也是前WBA世界蠅量級（Fly）冠軍（二〇一七年十一月重返王位），更是世界最快達到三級連霸的紀錄保持人。而長友選手在二〇一〇年自FC東京轉至義大利的職業足球隊切塞納隊，在同年代的選手都陸續引退之際，唯獨他還在國際米蘭隊大為活躍。

牛奶中的酪蛋白是腸道發炎和過敏的原因

喬科維奇選手為了在比賽中有最佳表現，除了實踐無麩質之外，也開始執行無酪蛋白的飲食。

牛奶和母乳都含有酪蛋白和乳清蛋白兩種蛋白質。母乳中酪蛋白和乳清蛋白的比例約為四比六，牛奶中的比例則是八比二，也就是說酪蛋白壓倒性地多過於乳清蛋白。

酪蛋白不容易分解，會讓腸道黏膜受損發炎，因此平日喝牛奶時腸道便會反覆發炎，保護腸壁的屏障也會被破壞。這會造成健康的腸道裡原本不會有的異物進入身體，進一步引起體內發炎或是過敏反應。

另外，酪蛋白的一部分是胜肽，乃是由數個蛋白質的最小單位胺基酸結合而成。這種胜肽的結構就和麻醉藥裡的嗎啡相似，因此進入腦內後跟毒品一樣具有毒性。

牛奶中除了蛋白質，還有脂肪、碳水化合物、維他命A等維他命，以及鈣質等礦物質，所以一般人往往認為是對健康非常好的食品。特別是對發育中的孩子來說，鈣質更是不可或缺的營養素之一。

我們若是執行無酪蛋白的飲食，那麼發育期的小孩應該怎麼補鈣呢？不妨從蘿蔔葉、黃麻、小松菜、茼蒿、青江菜及水菜等葉菜類中攝取，此外魩仔魚，柳葉魚等可以帶骨吃的小魚，或是櫻花蝦、蝦米等都含有很多鈣質。

我建議各位盡可能執行無酪蛋白的飲食，以避免發炎和中毒的狀況，並促進大腦活化，至於鈣質不足的部分，則可從剛才提到的食物中攝取。

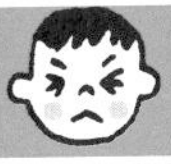

小結

- ☑血糖值急遽起伏會導致依賴醣類的情形。
- ☑小麥的麩質會讓大腦的應變能力變差。
- ☑牛奶的酪蛋白會引起過敏。

應該攝取什麼樣的蛋白質和脂肪呢？

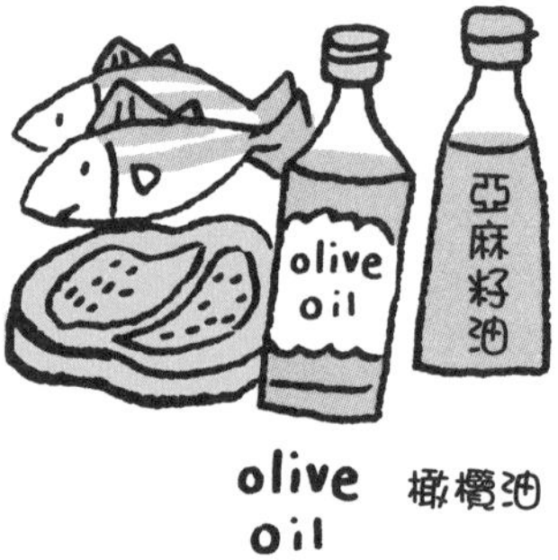

蛋白質是組成細胞、神經傳導物質及荷爾蒙的重要營養素

就如前一節所說的，醣類對培養健康聰明的小孩其實有許多負面的影響。

接下來，我們就來說明執行生酮飲食時最重要的營養素——蛋白質和脂肪。

我們人類的細胞和肌肉等組織都是由蛋白質所組成。蛋白質是控制腦部機能的神經傳導物質、確保血糖值在一定範圍內的胰島素，和孩子成長期所需要的成長荷爾蒙等各式各樣荷爾蒙的原料；同時也是幫助體內所有新陳代謝順利進行的酵素、細菌和病毒等病原體侵入體內時與之對抗的免疫細胞的主要材料；更是在肝臟轉換為葡萄糖當作能量來源（也就是所謂的糖質新生）時所需的物質。

蛋白質是由許多胺基酸組合而成的。組成蛋白質的胺基酸有二十多種，會因應不同的需求在身體內反覆合成和分解蛋白質。這二十多種胺基酸中，無法在體內自行產生、必須

從飲食中攝取的稱為「必需胺基酸」，包括組胺酸（Histidine）、異亮胺酸（Isoleucine）、亮胺酸（Leucine）、離胺酸（賴胺酸，Lysine）、甲硫胺酸（蛋胺酸，Methionine）、苯丙胺酸（Phenylalanine）、蘇胺酸（Threonine）、色胺酸（Tryptophan）、纈胺酸（Valine），這九種必需胺基酸若缺少其中一項，就會造成蛋白質合成出問題。

食物中的蛋白質會被分解為胺基酸，在腸內被吸收後運送到肝臟。肝臟再將胺基酸合成蛋白質，或是將細胞和組織製造蛋白質所需的胺基酸釋放到血液裡。

長期缺乏蛋白質的話肌肉會減少，造成肌肉的基礎代謝降低，會容易發胖，體力也會變差並容易感到疲憊，另外也會阻礙腦部運動的活化，陸續出現記憶力變差等障礙。除此之外，免疫機能還會下降而容易生病。特別是發育期的孩子要是缺乏蛋白質，會提高發育不良的風險。

蛋白質對成長期的孩子來說是不可或缺的營養素，那麼，一天要攝取多少蛋白質才足夠呢？根據日本厚生勞動省發表的《日本人的飲食攝取標準》，針對不同年齡和月齡的孩童有明確的參考用量和建議用量。但為了打造生酮體質，體重每一公斤要攝取一．二克到一．六克蛋白質，例如體重五十公斤，則一天需要六〇克到八〇克，大人也是一樣，必須要攝取足量的蛋白質。

脂肪是培育聰明孩子不可或缺的營養素

執行生酮飲食時，跟蛋白質一樣重要、必須積極攝取的是脂肪。

許多人以為「脂肪是肥胖的原因」、「要是低密度膽固醇（ＬＤＬ）增加，就算是小孩子也會動脈硬化」等，認定「脂肪」就等於「不好的東西」。但是構成脂肪的脂肪酸所製造的膽固醇，卻是組成大腦及其他部位細胞膜的重要材料，如果沒有細胞膜，那麼細胞就無法維持形狀。

一天所需的蛋白質參考量

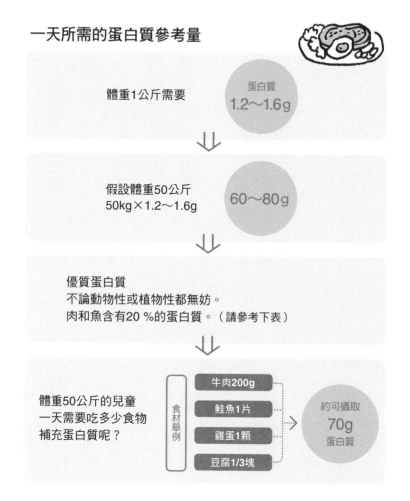

體重1公斤需要

蛋白質
1.2～1.6g

⇓

假設體重50公斤
50kg×1.2～1.6g

60～80g

⇓

優質蛋白質
不論動物性或植物性都無妨。
肉和魚含有20 %的蛋白質。（請參考下表）

⇓

體重50公斤的兒童
一天需要吃多少食物
補充蛋白質呢？

食材舉例
- 牛肉200g
- 鮭魚1片
- 雞蛋1顆
- 豆腐1/3塊

→ 約可攝取 70g 蛋白質

要謹記在心的蛋白質參考量

	蛋白質量
肉和魚100g	約20g
雞蛋1顆	約6g
豆腐1/3塊（100g）	約6g
納豆1盒（40g）	約6g

首先，我們必須了解脂肪的主要成分「脂肪酸」是什麼。脂肪酸一克約可以產生九大卡的能量，而蛋白質或醣類一克約可產生四大卡的能量，也就是說，脂肪作為能量來源所提供的能量，比蛋白質和醣類高出兩倍。

脂肪所富含的脂肪酸大致可以分為兩種，一種是豬和牛等動物性脂肪所含的飽和脂肪酸，另一種則是植物富含的不飽和脂肪酸。不過也有例外的，如椰子油為植物性脂肪，卻有非常多的飽和脂肪酸，此外秋刀魚、竹筴魚、鰹魚、鮪魚等鯖魚類所含的脂肪酸則為不飽和脂肪酸。

說到這裡，大概會有許多人認為「動物性的豬油或牛油是不好的油脂，而植物所含的不飽和脂肪酸則是好油」，但其實動物性脂肪未必都是不好的，植物性脂肪也未必都是好的，各位千萬別誤會了。

那麼我接著進一步說明。

飽和脂肪酸分為短鏈脂肪酸、中鏈脂肪酸、長鏈脂肪酸三種，關於這三種脂肪酸，在下一章會有更詳細的解釋。現在則希望各位牢記，中鏈脂肪酸是打造生酮體質不可或缺的優質脂肪酸。

另一方面，一般被認為可以降低低密度膽固醇和中性脂肪值的不飽和脂肪酸，又可分為單元不飽和脂肪酸和多元不飽和脂肪酸。單元不飽和脂肪酸為 Omega-9 系列脂肪酸，也稱為油酸。多元不飽和脂肪酸則是 Omega-3 系列和 Omega-6 系列的脂肪酸。Omega-3 系列脂肪酸含 α 亞麻酸、DHA、EPA，Omega-6 系列脂肪酸則含亞麻酸、γ 亞麻酸、花生四烯酸。

簡單來說，不飽和脂肪酸分為以上三種，在執行生酮飲食時必須分清楚。

先前也說過，不飽和脂肪酸可以降低血液中的低密度膽固醇和中性脂肪，並提升高密度膽固醇的數值，有預防或抑制動脈硬化的作用。不過最大的缺點是遇熱和光容易氧化，所以使用的方式非常重要。在容易氧化的不飽和脂肪酸中，橄欖油屬於比較不容易氧化的類型，因此執行生酮飲食時經常用來加熱烹調。

脂肪酸的種類

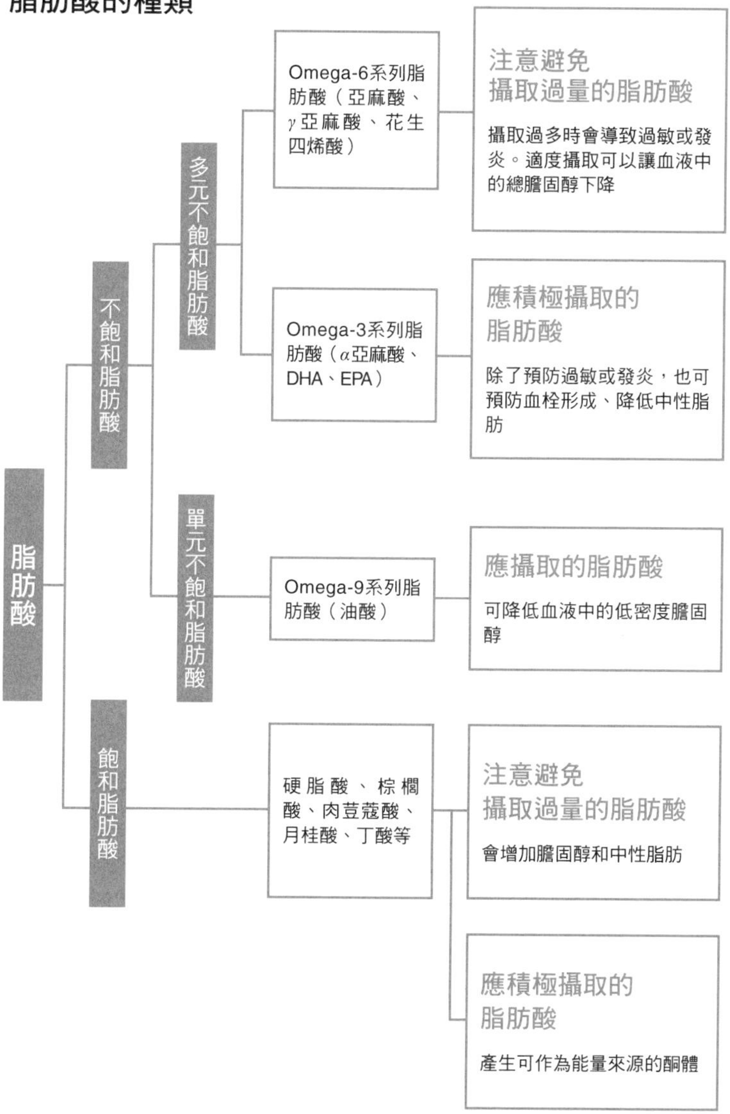
脂肪酸
不飽和脂肪酸
多元不飽和脂肪酸
Omega-6系列脂肪酸（亞麻酸、γ亞麻酸、花生四烯酸）
注意避免攝取過量的脂肪酸
攝取過多時會導致過敏或發炎。適度攝取可以讓血液中的總膽固醇下降
Omega-3系列脂肪酸（α亞麻酸、DHA、EPA）
應積極攝取的脂肪酸
除了預防過敏或發炎，也可預防血栓形成、降低中性脂肪
單元不飽和脂肪酸
Omega-9系列脂肪酸（油酸）
應攝取的脂肪酸
可降低血液中的低密度膽固醇
飽和脂肪酸
硬脂酸、棕櫚酸、肉荳蔻酸、月桂酸、丁酸等
注意避免攝取過量的脂肪酸
會增加膽固醇和中性脂肪
應積極攝取的脂肪酸
產生可作為能量來源的酮體

剛剛說過，並不是所有不飽和脂肪酸都是對身體好的油，重要的是均衡地使用Omega-3 系列與 Omega-6 系列的脂肪酸。

Omega-3 系列脂肪酸可軟化細胞膜、抑制發炎，而 Omega-6 系列脂肪酸則會讓細胞膜變硬並且引起發炎，但是大家平常使用的沙拉油其實就屬於Omega-6 系列脂肪酸。假設Omega-3 系列脂肪酸的比例是一，相對來說，Omega-6 系列脂肪酸只需要二到四，這樣是最為適當的，可惜現在在烹調用油的使用上，Omega-6 系列脂肪酸卻佔了壓倒性多數。一般的日本家庭中，Omega-3 系列和Omega-6 系列的脂肪酸比例約為一比十，這對養育健康的小孩來說實在不太理想。

那麼，要培育聰明的孩子該如何選擇、使用油脂？在後面的章節我將具體說明發育期所需膽固醇的知識。

小結

☑蛋白質是腦神經細胞和成長荷爾蒙的主要成分。

☑膽固醇是組成大腦的重要成分。

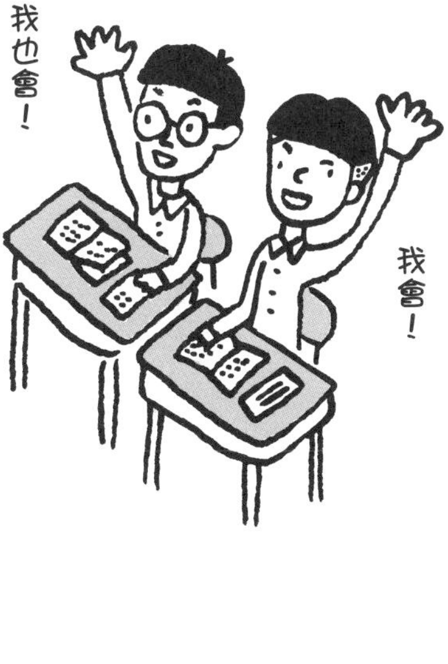

COLUMN

罹患乳癌的年齡層越來越低，也受到甜食和加工食品的影響

最近在日本的各大城市都可以發現罹患乳癌的年齡層有越來越低的趨勢，這是一個非常嚴重的問題。美國布萊根婦女醫院（Brigham and Women's Hospital）的荷莉哈里斯博士研究團隊，發表了含糖飲料和加工食品等使身體慢性發炎、導致乳癌發病風險的研究調查。

針對參加這項研究的四萬五二〇四名女性在青年時期到成年早期（調查時的年齡為二十七到四十四歲）的飲食生活進行問卷調查，試圖釐清導致發炎的飲食與罹患乳癌的關聯性。在二十二年的追蹤期間，有八七〇人在停經前被診斷出罹患乳癌，四九〇人在停經後被診斷出乳癌。

就飲食與乳癌關聯性的結果顯示，女性在青年時期少吃蔬菜，而多攝取含糖飲料、瘦身用的軟性飲料、精製過的穀類、紅肉、加工肉品和乳瑪琳等引起發炎的食材，停經前罹患乳癌的機率約有百分之三十五，在成年早期停經前罹患乳癌的機率也高達百分之四十一。

要預防乳癌，我建議減少砂糖和加工食品的攝取，多多食用蔬菜和天然食品。

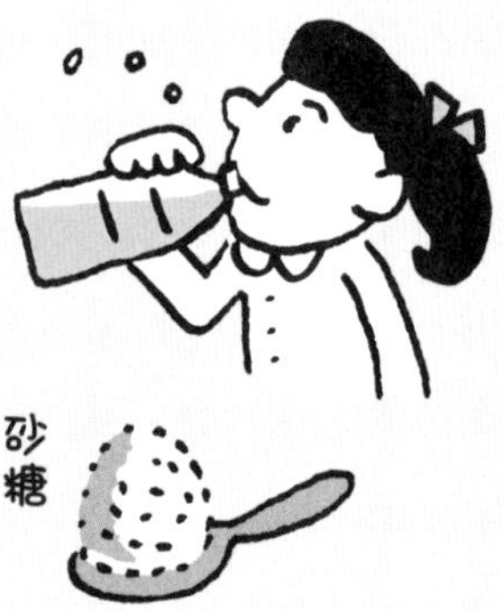

第4章

讓孩子變得樂於學習的白澤流飲食生活

啟動酮體迴路的一日飲食法①

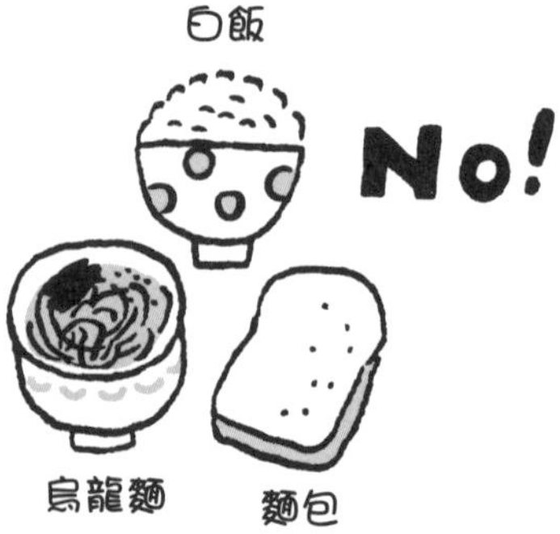

三餐盡量採行低醣飲食，選擇低GI食品

前三章談到依賴白飯、麵包和麵類等醣類的飲食生活，會阻礙孩子們的發育。接下來我們要談論的是改以酮體為能量來源、轉變為生酮體質後，如何培育出健康聰明的孩子。

在這一章，不僅要討論如何產生酮體、如何採行低醣飲食並攝取蛋白質和脂肪，也要進一步解說讓大腦運轉變好需要攝取哪些營養素。

▼低醣飲食

生酮飲食的基本就是低醣，因此我們首先要將一天三餐裡白飯、麵包、麵類等主食減少三分之一到一半，試著一週內的飲食只以肉、魚、蔬菜、海藻和菇類等配菜為主。

譬如吃日式料理時會有白飯、生魚片、味噌湯、涼拌和燉菜等菜色，一餐的醣類約為

七十五克。如果將白飯減少一半，醣類便減少至四十七克，這樣一來就接近半生酮體質的狀態了。

而無論如何都要吃白飯的話，不妨將白飯換成糙米。醣類的量雖然變化不大，但因為糙米在腸內轉化為葡萄糖時吸收較慢，可以遏止血糖值急速上升。另外，糙米所含的膳食纖維是白米的七倍，由於膳食纖維一樣可以阻止葡萄糖在腸內的吸收，因此也可以減緩餐後血糖值上升。

像糙米這類膳食纖維豐富的全穀，可以改善腸道環境、提升免疫力。最近的研究顯示，腸道環境不單影響拉肚子、便秘或腸胃炎等消化器官疾病，也與花粉症等過敏原、肥胖等代謝疾病、自閉症等精神疾病息息相關。

另外糙米飯比白飯更有咀嚼感，也因此必須多咀嚼幾次才吞得下去。多次咀嚼可以拉長用餐時間，所以即使分量少也可以獲得滿足，和白飯相較，食用糙米飯會多出一半的飽足感。

且多次咀嚼可以讓大腦活化，這部分我們後面再詳加說明。

白飯減少三分之一到一半、習慣以配菜為主的飲食後，接下來就可以完全不吃主食。以剛才日式料理的菜色為例，醣類約可減少至二〇克。

下面讓各位看看兩張有點嚇人的圖表（第一四五頁、第一四七頁），這說明了低醣飲食的必要性。

第一張圖是食用甜麵包之後的血糖值變化。在吃奶油麵包、菠蘿麵包、吐司、甜甜圈、包餡甜甜圈和紅豆麵包時，相較空腹時一一〇毫克／分升的血糖值，一小時後便上升到二〇〇毫克／分升以上。如果在檢測糖尿病的葡萄糖負荷試驗出現了這樣的結果，一般就會被診斷為糖尿病。

而且食用這些甜麵包和吐司兩個小時後，血糖值還是會停留在一四〇到二三〇毫克／分升的極高數值。

在我診所的大樓周邊屬於御茶水地區，這裡有很多預備學校和升學補習班，到了吃飯時間，學生們幾乎都是買甜麵包或是到附近的蓋飯店吃牛肉蓋飯。我經常看到這樣的場景，內心不禁為他們捏一把冷汗。

至於第一四七頁的圖則是食用穀類、砂糖和奶油後的血糖值比較。相較於食用奶油後血糖值幾乎沒有上升，食用麻糬、麵粉等甜點原料後一小時，血糖值便上升到一七〇至一八〇毫克／分升，更糟的是在吃完砂糖後僅僅三十分鐘，血糖值馬上就超過一八〇毫克／分升。

食品不同，葡萄糖的吸收速度也會不一樣

醣類不只存在於白飯或麵包等主食裡，也存在其他食品當中。如果執行低醣飲食時減

食用甜麵包後血糖值如何變化？

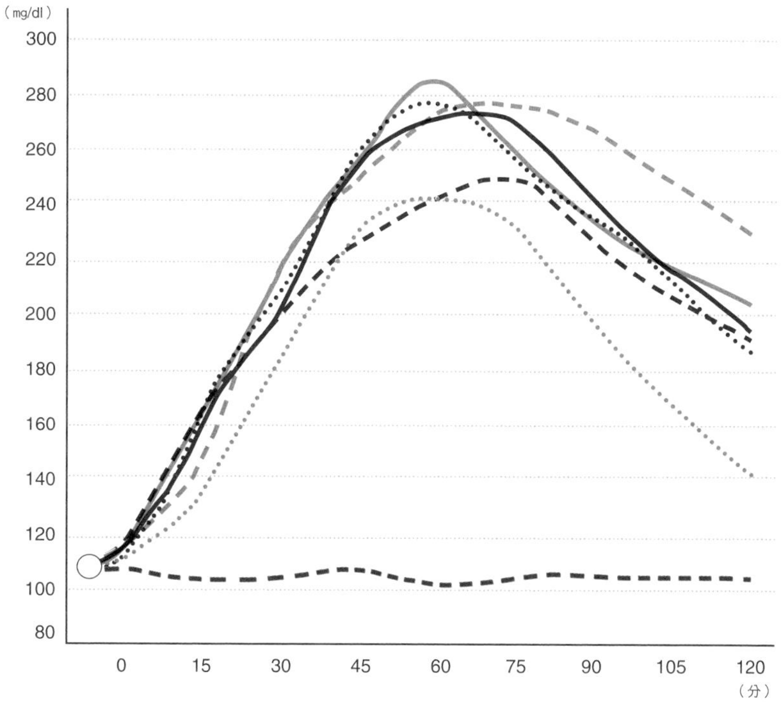

奶油麵包（1個）	322 kcal	醣類49.0g
包餡甜甜圈（1個）	345 kcal	醣類51.3g
紅豆麵包（1個）	381 kcal	醣類75.6g
吐司（2片╱6片裝）	332 kcal	醣類61.0g
甜甜圈（2個）	400 kcal	醣類45.2g
菠蘿麵包（1個）	393 kcal	醣類62.0g
什麼都沒有吃的時候（空腹時）		

引自：糖尿病網站「點心指導情報檔案」

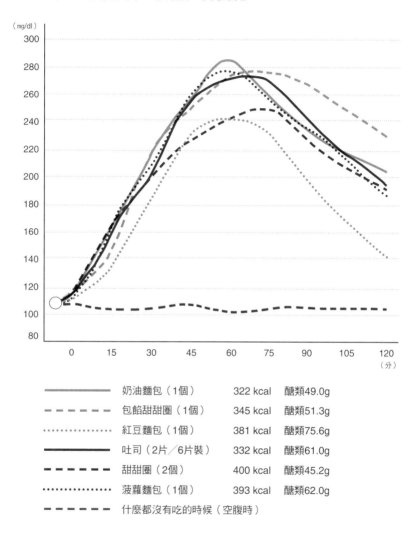

少了主食中的醣類，卻還是吃了其他容易讓血糖值急遽上升的食品，這樣就一點意義也沒有了。因此接下來我想跟大家說明的是食品的ＧＩ值（升糖指數，Glycemic index），也就是食用各式各樣的食品後，血糖值上升速度的數值。

ＧＩ值同時也表示在腸內轉化為葡萄糖的速度。

各項食品的ＧＩ值若接近一〇〇，會讓食用後的血糖值急速上升，並使胰島素的分泌量增加。相反的，ＧＩ值較低的話，血糖值的上升會較和緩，胰島素的分泌也會較慢。

因為主食類的食品中含有許多醣類，因此我們必須盡量選擇ＧＩ值低的食品，標準的ＧＩ值約在六〇以下。以主食類食品的ＧＩ值來說，糙米（56）、油麵（50）、日式蕎麥麵（54）、冬粉（26）等都是不錯的選擇，而水果類則不妨選擇蘋果（36）、葡萄（50）、葡萄柚（31）、草莓（29）、奇異果（31）。第一四九頁是主要食品的ＧＩ值，提供大家參考。

但無論選擇了ＧＩ值多低的食品，在執行低醣飲食時若食用過量，也就失去意義了。

各式點心原料使血糖值上升的狀態

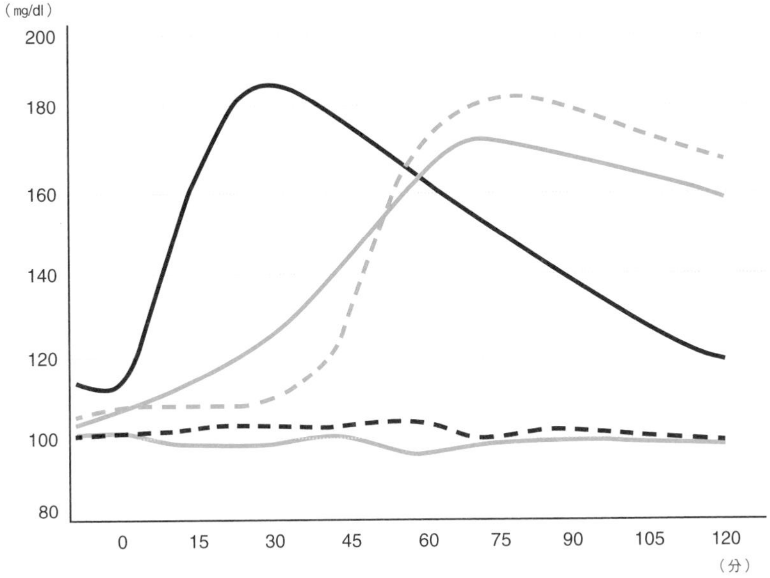

麵粉*（26.4g）　97 kcal　醣類20g
麻糬（38g）　88 kcal　醣類23g
砂糖（20g）　80 kcal　醣類20g
無鹽奶油（25g）　185 kcal　醣類0.1g
什麼都沒有吃的時候（空腹時）

＊加工為無糖鬆餅

引自：糖尿病網站「點心指導情報檔案」

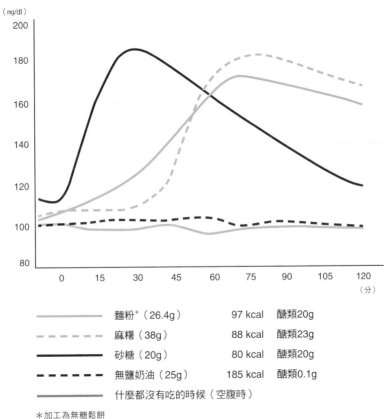

在選擇主食時，高GI和低GI的標準可從外觀上判斷，一般偏白的多為精緻食品。越是精緻的食品，在腸道內消化、吸收醣類的速度就越快，相反的，未精製的食品GI值就會比較低。

選擇穀類時，糙米優於白米；選擇麵包時，黑麥吐司優於白吐司；選擇麵類時，蕎麥麵和義大利麵則優於烏龍麵。

在家中執行低醣飲食，或轉換為GI值較低的食品時，家人照舊吃白米飯，卻要孩子吃糙米飯，坦白說初期很難落實。因此全家人應該取得共識一起吃糙米飯，若非要吃白米飯不可，不妨在白飯裡另外加一些雜糧，循序漸進，慢慢轉換為低GI飲食。

低醣飲食中有一項比較大的陷阱，那就是辨識蔬菜和根莖類。蔬菜和根莖類本身含有的醣類並不多，但擁有人體必需的豐富維他命和礦物質，其中膳食纖維可減緩腸內的醣類吸收、阻礙脂肪吸收，是維持健康非常重要的食品。

絕大部分的蔬菜GI值都偏低，但馬鈴薯（90）、紅蘿蔔（80）、南瓜（65）、芋頭

主要食物的GI值（每100g）

食物	GI值
穀類・麵包・麵類	
吐司	91
麻糬	85
烏龍麵（乾）	85
精製白米	84
全麥麵包	71
義大利麵（乾）	65
黑麥麵包	58
糙米	56
蕎麥麵（乾）	54
油麵	50
冬粉	26
肉類・海鮮類	
內臟（牛）	49
培根	49
鹽醃鮭魚	47
牛五花	45
牛菲力	45
雞里肌	45
雞胸肉	45
雞腿肉	45
豬五花	45
豬絞肉	45
竹筴魚乾	45
牡蠣	45
蒲燒鰻魚	43
蛤蠣	40
甜蝦	40
魷魚	40
沙丁魚	30
蛋・乳製品	
鮮奶油	39
奶油起司	33
加工起司	31
雞蛋	30
牛奶	25
原味優格	25
蔬菜・根莖類	
馬鈴薯	90
紅蘿蔔	80
南瓜	65
芋頭	64
地瓜	55
牛蒡	45
蓮藕	38
洋蔥	30
番茄	30
高麗菜	26
蘿蔔	26
茄子	25
花椰菜	25
小松菜	23
萵苣	23
菇類・海藻類	
金針菇	29
香菇	28
鴻喜菇	27
羊栖菜	19
昆布	17
海帶芽	16
海蘊	12
大豆製品・堅果類	
栗子	60
炸豆腐	52
豆皮	43
木棉豆腐	42
納豆	33
杏仁	30
水果類	
西瓜	60
葡萄乾	57
香蕉	56
葡萄	50
李乾	44
哈密瓜	41
蘋果	36
橘子	33
葡萄柚	31
奇異果	31
草莓	29
甜點	
銅鑼燒	95
巧克力	91
紅豆麻糬	88
布丁	52
果凍	46
調味料等	
日本上白糖	109
蜂蜜	88
草莓果醬	82
麵包粉	75
太白粉	65
高筋麵粉	55
綜合味噌	34
奶油	30
番茄醬	30
傳統味醂	15
美乃滋	15
米醋	8

（64）則都超過六〇。採用低醣飲食時，就要將食用的次數和分量減少，並多攝取低GI的蔬菜或根莖類所含的營養素與膳食纖維。此外菇類和海藻類的GI值與熱量均較低，又含有豐富的膳食纖維，建議大量食用。

水果的GI值一般也偏低，屬於維他命、礦物質、膳食纖維豐富的優質食材，但同樣要盡量避免選擇醣類過高的水果。

肉和魚的GI值都偏低，是生酮飲食中不可或缺的食材，因為含有很多蛋白質，所以不妨多多食用。

剛才我們也看到甜麵包等甜食的GI值許多都是偏高的，因此請務必加以克制。無論如何都想吃甜食時，要盡量選擇GI值低的布丁或果凍。

此外烹調方式也會改變食物的GI值。烹調時不妨盡量保留嚼感，用餐時則多花點時間咀嚼，這樣縱使吃的量少也會容易有飽足感。

只要多下一點工夫，就算吃的是高GI的食品，也能延緩醣類在腸道的吸收。比如用醋就可以減緩醣類的消化和吸收，因此用餐時先吃醋漬品，再吃高GI的白飯，這樣一來白飯的GI值也會下降。

說到這裡，想必大家都了解要打造生酮體質，食品的GI值有多麼重要了。

不含葡萄糖的人工甜味劑也是一大陷阱

低醣飲食的最後一段，我們還要來談談人工甜味劑。

在執行低醣飲食時，菜餚中的調味料盡量不要使用砂糖，有些人會使用人工甜味劑（代糖）來取代，理由是人工甜味劑不含葡萄糖，所以不會讓血糖值上升。

然而食用過多的人工甜味劑，也會對人體造成負面影響。因為人工甜味劑會讓大腦誤以為吃到甜的東西，於是命令胰臟分泌胰島素使血糖值下降，但實際上人工甜味劑不含葡萄糖，不會使血糖值上升，而胰島素卻不斷分泌，讓血糖值急遽下降，導致低血糖狀態。

這些情報都會傳達到大腦中控制食慾的食慾中樞，使得我們明明不是空腹，卻因為大腦傳來空腹感而引發食慾、暴飲暴食，最後因為攝取過多熱量而導致肥胖。

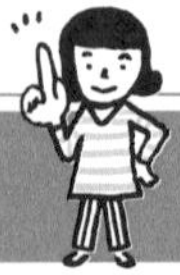

小結

☑食用甜麵包和甜甜圈等食品後，血糖值會急遽上升，卻不太容易下降。

☑多選擇醣類吸收緩慢的食材。

☑人工甜味劑容易造成低血糖狀態。

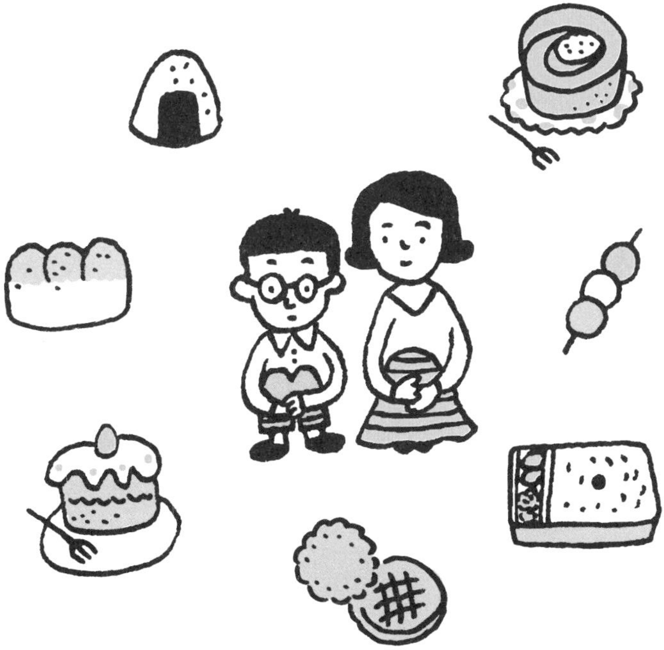

啟動酮體迴路的一日飲食法②

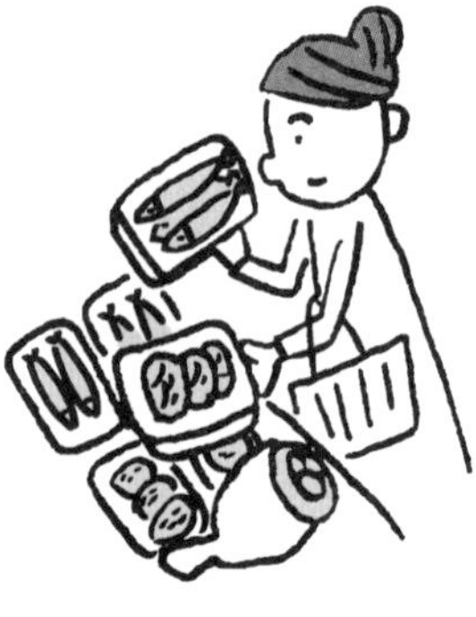

從肉、魚、蛋、乳製品與大豆製品等均衡地攝取所需的蛋白質

▼蛋白質

實行低醣飲食容易讓肌肉量下降，因此每餐都必須積極食用能幫助我們長肌肉的蛋白質。

在一般人的印象裡，會認為蛋白質是來自魚和肉類，但其他像雞蛋、起司之類的乳製品，以及豆腐、納豆、油豆腐、豆皮、豆漿等大豆製品也含有很多蛋白質，不妨均衡地攝取，因為這些食品中組成蛋白質的胺基酸種類和數量各不相同。

在這裡我要談的正是組成蛋白質的胺基酸。

我們經常會聽別人說要攝取「優質的蛋白質」，這裡所謂的「質」取決於人體所需的必需胺基酸的良好平衡。將不同食品所含必需胺基酸的種類和數量量化後的數值稱為「胺

基酸評分」，其中最高的數值為一〇〇。

例如雞蛋、豬肉和竹筴魚等，全部的必需胺基酸都超過一〇〇，「胺基酸評分」是一〇〇，代表是含有優質蛋白質的食材。另一方面，白米的芳香族胺基酸（Aromatic amino acids）雖然超過一〇〇，但蘇氨酸是八十四、賴氨酸是六十五，賴氨酸的數值最低，於是影響了胺基酸評分。也就是說，從蛋白質這一點來看，白米並非優質的食材。一般來說，動物性食品的胺基酸評分會較高，穀類和蔬菜等植物性食品則較低。

不過，跟剛剛提到的肉、魚並列的大豆（日本產），在植物性食品中是出類拔萃、胺基酸評分非常高的食品，因此相當推薦各位食用。

在前一章我也寫過，蛋白質的一日標準攝取量是體重每一公斤約需一．二克到一．六克，體重若是五十公斤，一天所需要的蛋白質則是六〇克到八〇克。舉例來說，一天當中吃了豬後腿肉二〇〇克、鮪魚七〇克、雞蛋兩顆，那麼蛋白質攝取量約為六十二克。要是再加上起司和納豆等，就可以達到一天應該攝取的分量。

很多人會擔心一天吃兩顆雞蛋會「導致膽固醇上升」，其實這是無稽之談，完全不需要擔心，真正的理由我將在下一節談到脂肪時詳加說明。

建議從椰子油、鯖魚、亞麻籽油和紫蘇籽油當中攝取脂肪

▼脂肪

脂肪的主要成分是脂肪酸，這些脂肪酸分為豬、牛、雞等動物富含的飽和脂肪酸，以及植物富含的不飽和脂肪酸。飽和脂肪酸又分為短鏈脂肪酸、中鏈脂肪酸和長鏈脂肪酸，不飽和脂肪酸則分為單元不飽和脂肪酸和多元不飽和脂肪酸。這些前面都已經說明過了。

我建議大家在執行生酮飲食時積極攝取脂肪，因此接下來我要說明應該攝取哪一類的

脂肪酸。

對腦部來說，好的脂肪酸是指飽和脂肪酸中的中鏈脂肪酸，以及不飽和脂肪酸中單元不飽和脂肪酸的Omega-3系列脂肪酸。

接下來我們來看看，這些脂肪酸都存在於什麼樣的食品裡，對大腦又有什麼樣的幫助。

●中鏈脂肪酸

雖然飽和脂肪酸大多存在於動物體內，但椰子所製作的椰子油裡卻含有豐富的中鏈脂肪酸。動物所含的飽和脂肪酸在人體中容易凝固，而椰子油就沒有這樣的困擾。椰子油最大的特點，是能比其他飽和脂肪酸更迅速在腸內被吸收，並隨即在肝臟內生成酮體，因此也可以說是生酮飲食中不可或缺的存在。至於如何掌握、善用椰子油的特性，我將在下一章詳細說明。

●不飽和脂肪酸

對大腦有益的脂肪酸並不包括多元不飽和脂肪酸的Omega-6系列脂肪酸，是因為Omega-6

脂肪酸多存在玉米油、大豆油、紅花油、葵花籽油等油品中。應該已經有很多人發現，這些油品被當成沙拉油，經常用來炒菜。但是前面也已經說過，如果攝取過多Omega-6系列的脂肪酸，細胞膜會容易變硬、發炎，即便在大腦也可能發生。因此雖然不是不能攝取，但希望大家盡量少用。

我建議各位將平常使用的沙拉油，換成單元不飽和脂肪酸Omega-9系列脂肪酸較多的橄欖油。橄欖油較耐熱、氧化速度慢，是炒菜的油品中最好用的一種。

另外，我也建議大家多使用多元不飽和脂肪酸中的Omega-3系列脂肪酸。Omega-3系列脂肪酸中含有α亞麻酸、DHA、EPA，就如前面所說，可以讓細胞膜軟化，抑制腦部發炎的情形。

亞麻籽油和紫蘇籽油等油品中含有大量α亞麻酸，秋刀魚、沙丁魚、鯖魚、鮪魚等魚類則有高含量的DHA和EPA。

但亞麻籽油和紫蘇籽油比較不耐熱，不適合加熱烹調，因此要盡量用在沙拉醬跟醋醃食物裡。

至於DHA和EPA則可以讓大腦神經細胞間的情報傳輸速度變快，提升專注力和記憶力，這是許多人都知道的。

要培育聰明的小孩，從懷孕時開始打造生酮體質是很重要的。這表示懷孕和哺乳時不能欠缺含有DHA的脂肪。下面我要介紹一項研究報告來證明這件事。

這項研究將懷孕到生產後三個月內的對象分為兩組，其中一組攝取的是富含DHA的肝油，另一組攝取的則是Omega-6系列脂肪酸中的亞麻酸，分別檢測出生後的小孩的IQ。研究結果顯示，滿四歲時的智力指數，攝取DHA這一組的小孩多出了四點。此外WHO（世界衛生組織）也建議在幼兒的牛奶裡添加Omega-3系列脂肪酸。

而沒有在懷孕或哺乳時大量攝取DHA和EPA的母親也不用太擔心，只要讓孩子多吃鯖魚類就可以了。

Omega-3系列脂肪酸中絕對要避免的是反式脂肪酸，近來的研究已顯示反式脂肪酸會

應積極攝取的脂肪酸

脂肪酸的種類	特點	含量多的油品
飽和脂肪酸		
中鏈脂肪酸	效率高 適合當能量來源	椰子油、椰奶等
不飽和脂肪酸		
Omega-9系列脂肪酸	降低血液中的低密度膽固醇	橄欖油、菜籽油等
Omega-3系列脂肪酸	抑制發炎、防止過敏 防止血栓、減少中性脂肪	紫蘇籽油、亞麻籽油、鯖魚類（沙丁魚、竹筴魚、鯖魚、秋刀魚）

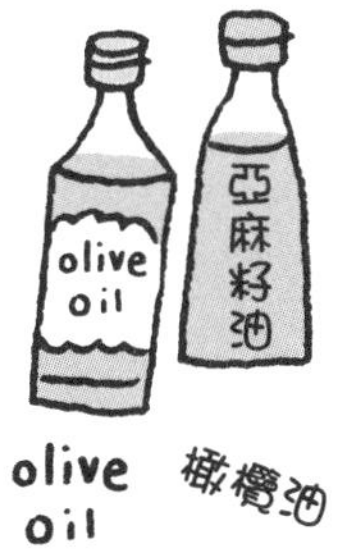

讓大腦的認知機能下降。含反式脂肪酸較多的食品有乳瑪琳、以植物油為原料製作的人工固狀油脂「酥油」，以及酥油製造的零食，要注意別讓孩子吃到這類食品。

不用擔心攝取過多的膽固醇

談到這裡，各位應該已經明白如何選擇和攝取蛋白質和脂肪了。在執行低醣飲食時，從肉、魚、蛋、起司等乳製品，以及豆腐、納豆、油豆腐、豆漿等大豆製品中攝取蛋白質；從椰子油、橄欖油、鯖魚類、亞麻籽油、紫蘇籽油中攝取脂肪，都可以產生酮體，而且也能提升專注力和記憶力等大腦機能。

不過我們剛才還剩下一道課題，那就是接下來要談的雞蛋中所含的膽固醇。

大家對膽固醇有什麼樣的概念呢？「造成動脈硬化」、「導致肥胖」等，我想大概都是一些負面印象吧？一般人過去都認為「膽固醇高的人要少吃含有大量膽固醇的雞蛋」，但是日本厚生勞動省在二〇一五年發表的飲食指南中，已經刪除了膽固醇的攝取標準。

這是怎麼一回事呢？

人體的膽固醇約百分之八十是可以由肝臟自製的，而從飲食中所攝取的膽固醇比例還不到百分之二十，縱使在飲食中限制膽固醇的攝取，肝臟也會不斷增產補足。也就是說，在飲食中限制膽固醇，膽固醇的數值也不會有什麼變化。

那麼，為什麼肝臟會製造膽固醇去補足飲食中減少攝取的部分呢？答案很簡單，就是因為我們需要膽固醇來維持生命。膽固醇並不是異類，而是確保人體健康不可或缺的成分。

對人類來說，膽固醇究竟扮演著什麼樣的角色？

膽固醇是維持生命不可或缺的細胞膜、荷爾蒙及消化液等原料的重要成分。也因此，當從飲食攝取的膽固醇減少了，肝臟就會自行增產。

那麼，ＬＤＬ（不好的低密度膽固醇）過度增加的時候會造成動脈硬化，這樣的說法又是從何而來？

說起來，所謂不好的膽固醇和好膽固醇這樣的說法其實是不對的。ＬＤＬ真正的功能是供給細胞和組織必需的膽固醇，而ＨＤＬ（好的高密度膽固醇）則是負責將血液中過剩的膽固醇回收到肝臟。如果ＬＤＬ減少，就無法製造細胞膜，從大腦開始的細胞和組織都會崩壞，荷爾蒙和消化液難以分泌，也無法進行代謝。

其中最重要的角色就是構成大腦主要成分之一的膽固醇。目前已知膽固醇不足會提升失智症的病發率，如果是小孩，那就要擔心他的大腦機能會產生障礙。

因此，宣稱膽固醇是導致動脈硬化的元凶，其實是毫無根據的。血管如果受損，膽固醇便會聚集起來加以修復，如果用火災現場來比喻，膽固醇並不是縱火犯，而是負責滅火的消防人員。因為許多膽固醇偶然聚集在一起，才使得過去的研究人員以為膽固醇就是縱火犯。那麼，縱火的真凶是誰呢？答案就是葡萄糖。

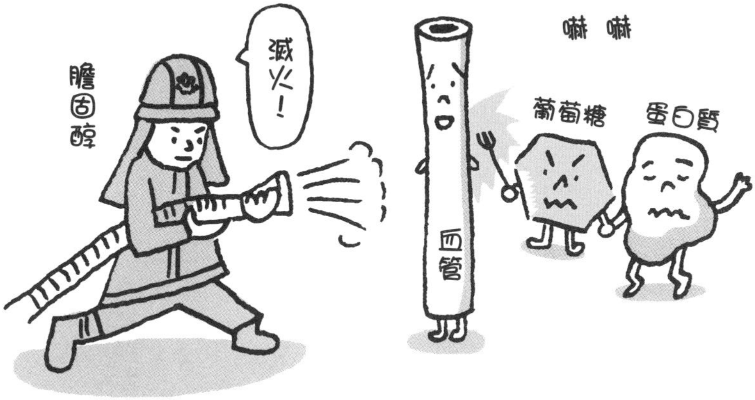

葡萄糖有跟蛋白質結合的習性，和葡萄糖結合之後的蛋白質會變質、劣化成AGEs（糖化終產物，Advanced Glycation End Products）這項老化物質。由於血管壁是由蛋白質組成的，血糖值偏高讓血管壁變質、劣化，於是引起動脈硬化。此外AGEs同樣會造成大腦的血管和神經細胞變質、劣化。

說到這裡，各位應該明白，要培育聰明的大腦，膽固醇絕對是不可或缺的成分。

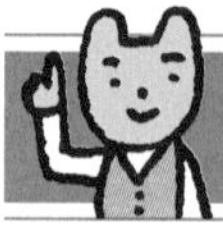

小結

☑蛋、肉、豆腐和納豆等大豆製品含有優質蛋白質。

☑油品建議選用椰子油、橄欖油、紫蘇籽油和亞麻籽油。

☑膽固醇可以打造聰明的大腦。

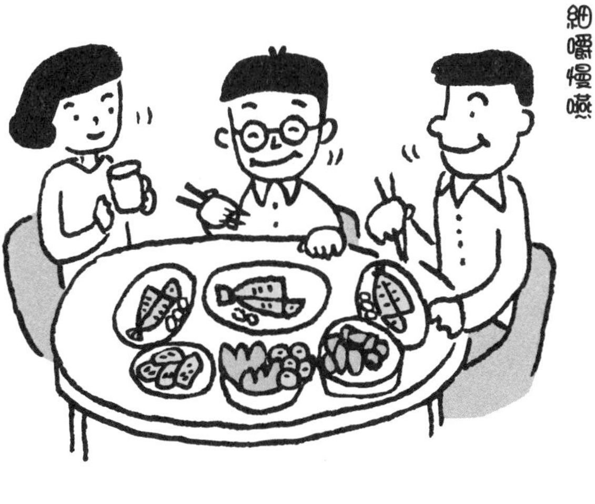
細嚼慢嚥

食用蔬菜、菇類、海藻類、水果以攝取維他命、礦物質與膳食纖維

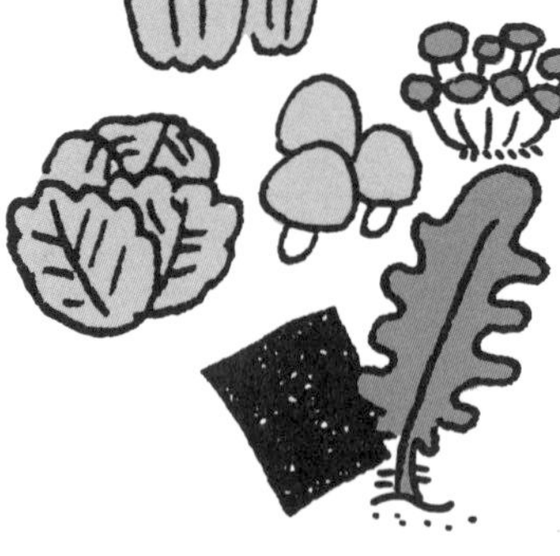

有助提升腦力的維他命・礦物質・膳食纖維

執行低醣飲食時，除了攝取蛋白質和脂肪，也別忘了有助提升大腦機能的蔬菜、菇類和海藻類。這類食品含有豐富的維他命和礦物質，能調整身體機能，讓身體機能更加順暢。雖然水果也含有大量的維他命和礦物質，但醣類含量過高，這一點絕對要小心。而且就如前面所講的，在購買這類食品時要隨時留意，選擇低GI的商品也是非常重要的。

此外，這類食品也含有豐富的膳食纖維，可以改善有第二個大腦之稱的腸道環境，使排便順暢。更重要的是，膳食纖維可以抑制腸內的葡萄糖吸收，防止餐後的血糖值急遽上升。也就是說，膳食纖維對於控制血糖值來說非常重要，可惜目前日本人的攝取量是完全不夠的。

膳食纖維的攝取標準會因年齡而有所變化，若是要防止餐後血糖值急速上升，一天要以攝取二〇克膳食纖維為目標。不過二〇克的膳食纖維相當於一顆高麗菜或四顆萵苣的量，因此每天要攝取到足夠的膳食纖維，是一件很不容易的事。

想要攝取足夠的膳食纖維，除了沙拉之外，燉煮、熱炒或加入湯裡烹調可以讓食材縮水、減少分量，也可以用調理機打成蔬菜汁喝，都是攝取膳食纖維的好方法。

越咀嚼越能活化大腦機能

孩子們喜歡的大多是漢堡排、咖哩飯等不太需要咀嚼就可以吞食的料理，此外平常也經常吃麵包或烏龍麵等麵類。近來有很多醫學報告都顯示，吃東西時沒有咀嚼太多次就吞下去的話，容易使大腦機能退化。

人腦內有一千幾百億個神經細胞，這些神經細胞構成了一個複雜的網絡，是維持生命乃至理性判斷的司令台。要透過咀嚼，才能讓腦內的血流增加，讓傳達情報的神經細胞越加活躍。

另外，必須特別注意的是，在只有人類才具有的智力活動中發揮重要作用的前額葉皮質的功能，越是經常咀嚼越可以加以活化，且咀嚼的行為也可以增強記憶力。人類的短期記憶被暫時存放在腦中的海馬迴，而短期記憶中重要的部分則會被傳到大腦作為長期記憶保存。在特別利用不咀嚼的老鼠所做實驗中，發現一週後老鼠腦中海馬迴的神經細胞漸漸消失，由此可以判斷會導致記憶力低落。

咀嚼會大量分泌唾液，而唾液中又含有唾液腺素（Parotin）這種成長賀爾蒙，要讓發育中的孩子健康成長，經常咀嚼讓唾液腺素大量分泌是非常重要的。

一般建議一口食物要咀嚼三十次再吞下，因此父母要在食材與烹調上下工夫，不要讓孩子一下子就把食物吞下肚。另外有的孩子平常不太咀嚼食物，現在要他們一口咀嚼三十下，父母可能會擔心孩子下顎痠痛，這時要小心不要咬得太用力，否則確實容易痠，盡量在輕鬆的狀態下咀嚼就可以了。

建議多吃能抗氧化的食品 防止大腦退化

酮體、葡萄糖及氧氣會被吸收到細胞和組織裡，轉換成能量，能量代謝後的氧氣則大多會還元為水，形成尿液等體液排出體外，但其中也有百分之幾是極為不安定的活性氧化物質。活性氧化物質除了在能量代謝時產生，也會在紫外線照射和產生有害物質等狀態下發生。

這類活性氧化物質有非常強的氧化能力，會讓細胞和組織老化，連大腦也不例外。也就是說，人類的大腦會被活性氧化物質所腐蝕，這是相當危險的事。

為了保護身體免於活性氧化物質的危害，我們的體內存在著幾種擁有抗氧化作用的抗老酵素，而有益這項機能的，正是椰子油以及含色素的蔬菜水果。

我們知道椰子油含β羥基丁酸，可以活化體內的抗氧化酵素，椰子油除了能作為供給酮體的來源，還含有防止腦機能低下的優良脂肪酸。

但要防止大腦退化還需要維他命C和維他命E，但如今也發現含植物化學物質（Phytochemical）的植物，比維他命C和維他命E更能抗氧化。其中「Phyto」是指植物，「Chemical」則是化學物質的意思。

剛才我們談到紫外線也會造成活性氧化物質。

人類為防止紫外線曝曬會穿長袖衣物、戴帽子、撐陽傘、塗防曬油，植物卻只能自我保護以避開紫外線的危害，這時負責這項任務的就是植物化學物質。植物化學物質具備強大的抗氧化作用，會表現在植物的色素，或苦、澀、香等成分裡。

此外植物化學物質還有β胡蘿蔔素、番茄紅素、花色素苷等各式各樣的種類，所有色素的顏色都不一樣。為了不讓大腦退化，包含紅、綠、紫、褐、黑等顏色在內，各位務必均衡攝取不同顏色的食物。

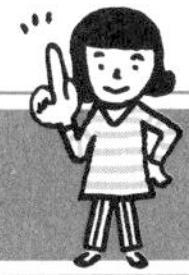

小結

☑膳食纖維可以協助整頓腸道環境、減緩葡萄糖吸收。

☑多咀嚼能促使大腦活化。

☑酮體和植物化學物質可以防止活性氧化物質所造成的大腦退化。

COLUMN

透過自然農法落實「寓健康於飲食」

自從我成為醫生以來，便開始針對失智症和慢性生活習慣病做許多研究和治療。目前這些疾病都無法用藥物控制來根治，我有感於現代醫學的極限，於是提出「寓健康於飲食」的論點。

我從二〇一四年開始推廣透過飲食達到預防醫療的目的，為此也成立了一般社團法人日本抗老飲食協會。這個協會成立的目的，主要是重新檢討、改善現代日本的農業和飲食方式，並構築預防醫療的基礎建設。具體方針是不使用農藥和化學肥料、除草劑和殺蟲劑等，以自然農法栽培蔬菜。

鼓勵自然農法的「Natural Harmony」代表河名秀郎先生，主張一律不用化學肥料和農藥，只用日本原本的土壤孕育蔬菜，認為這些蔬菜就算會發酵也絕對不會腐爛。

我最近會將協會農場栽種的糙米加入魚卵或牡蠣、肉類一起炊煮，然後捏成四〇克的糙米飯糰配蔬菜當午餐吃。

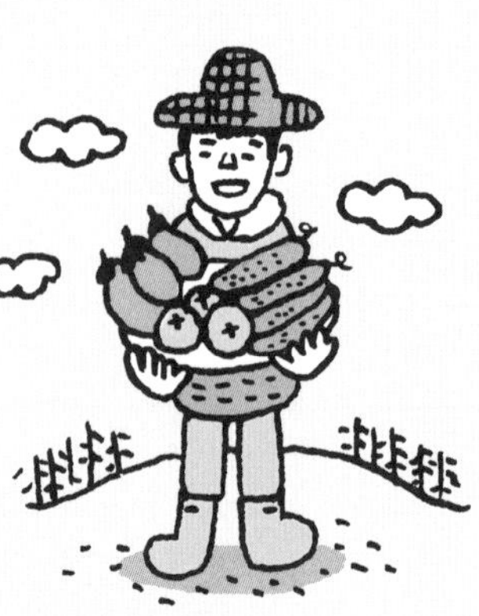

第5章

在飲食生活上多下工夫，打造生酮體質

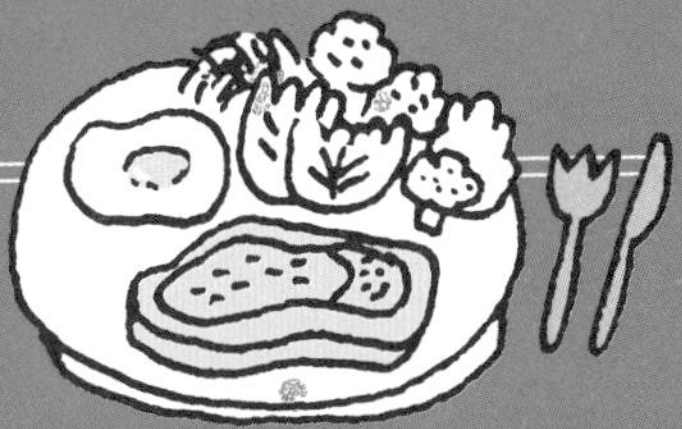

攝取椰子油可以馬上活化大腦

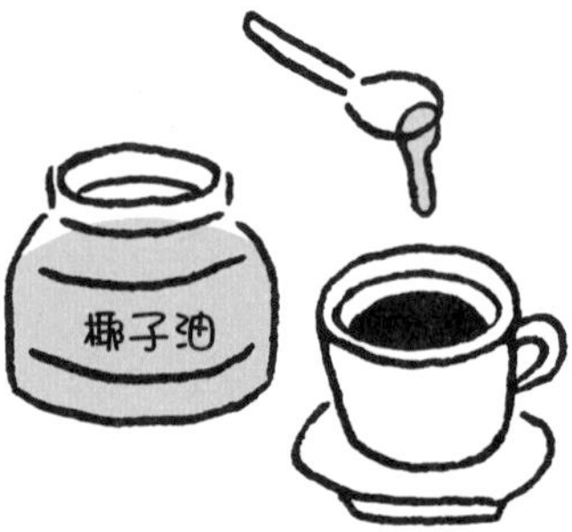

椰子油可以讓死氣沉沉的大腦復甦

在這一章，我們要來談談阿茲海默症與椰子油的關係。或許很多人會覺得「養育聰明的小孩跟失智症有什麼關係？對小孩來說，失智症的問題未免太遙遠了」。但其實發現生酮飲食可以培育出聰明孩子的契機，正是源自椰子油可以改善阿茲海默症。知道這一點後，各位應該會對利用椰子油產生酮體、養育聰明孩子更有信心吧。

我讀了美國一位小兒科醫生的書才知道椰子油可以改善失智症。那本書的內容讓人相當震撼，作者瑪麗・紐波特是小兒科醫生，她的丈夫則患有早發性阿茲海默症，但在她讓丈夫食用椰子油幾個小時後，症狀便有所改善。

目前醫界還沒有任何藥物可以改善失智症，因此在不使用任何藥物的狀況下，單純使用椰子油這項食品就在幾個小時後改善失智症狀，實在是讓人感到不可置信。但在讀完那本書後，我也明白這項壯舉並不只是因為運氣好，因此我很快地著手審訂、出版了那本書的日文版。

阿茲海默症是大腦中被稱為「β類澱粉蛋白」的蛋白質堆積、形成斑塊（老人斑，Senile plaque），造成神經細胞萎縮的疾病。剛才也說過，目前並沒有可以治療阿茲海默症的藥物，要將已經變質的神經細胞復原是不可能的事。

在這樣的情況下，為何紐波特醫師的丈夫在食用椰子油後，可以改善阿茲海默症的症狀呢？

使用椰子油
讓「缺乏能源」的大腦甦醒

腦內之所以形成斑塊，使神經細胞變質、無法再生，原因在於能量來源葡萄糖無法進入細胞內。由於大腦處於「缺乏能源」的狀態，腦神經細胞最後當然也就會壞死。

各位有沒有發現這個症狀跟另一種病很相似？沒錯，就是胰島素分泌量降低、使能量來源葡萄糖無法好好發揮作用的疾病——糖尿病，所以也有人稱阿茲海默症為第三型糖尿病。而第一型糖尿病是胰臟先天無法製造胰島素所引起，第二型糖尿病則是因為暴飲暴食導致肥胖等肇因於生活習慣的疾病。

紐波特醫師的丈夫在攝取椰子油後，由葡萄糖轉換成由酮體提供能量給瀕臨壞死的神經細胞，奇蹟似地改善了失智症的症狀。真多虧了酮體在沒有胰島素的狀態下一樣能讓神經細胞吸收的優點。

在這之前，學者們都認為只有葡萄糖可以作為大腦的能量來源，但紐波特醫師一心想改善丈夫失智症的念頭，證明了酮體也可以成為大腦的能量來源。

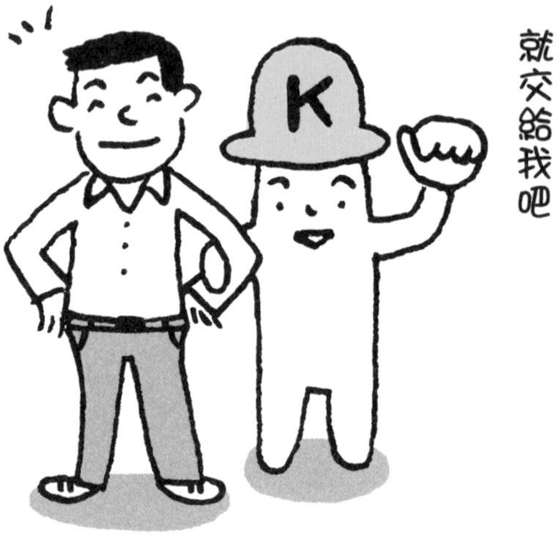

椰子油是由椰樹的果實所製造

聽到椰子油，絕大部分的人都會認為是從椰子取得的。簡單地說，椰子的種類其實相當多，約有三千種以上，其中被用來製作食用油的，是「椰子」所製造的椰子油和「油棕」所製造的棕櫚油。椰子油和棕櫚油的成分完全不一樣，能夠產生酮體的是椰子油，因此在購買的時候要認清標示，不要誤買到棕櫚油。

提煉椰子油的方法有很多種，我推薦各

位選用收成後不加熱、直接壓榨種子的胚乳，且不使用化學溶液萃取的「冷壓初榨油」。

由於使用椰子油減肥的風氣盛行，現在市面上出現各種產地和品牌的椰子油，購買的時候請務必注意以下幾點：

- 是否為低溫壓榨（冷壓）
- 是否為初榨油
- 是否具備有機栽種認證

飽和脂肪酸
在二十五度以下會開始凝固

因為椰子油是飽和脂肪酸，所以跟動物油一樣，在溫度變化時，會從液體轉變為固體。氣溫和室溫在二十五度以上，椰子油會是無色透明的液體；氣溫在二十五度以下時，液體會漸漸產生白色結晶，浮在油脂中或是卡在瓶口，但椰子油並不會因為開始固化而發霉或劣化。

氣溫在二十到二十五度之間，椰子油會呈現半固體狀態，這個狀態下比較軟，可用湯匙舀起來用；至於氣溫在二十度以下時，則會完全凝固，必須用湯匙挖才行。若真的太硬挖不動，可以用隔水加熱的方式加以軟化。椰子油跟不飽和脂肪酸不一樣，比較耐熱也較不易氧化，因此就算隨著季節或保存地點的改變而有融化或凝固的現象，也不用擔心變質或劣化。

在保存上，盡量不要放在陽光直射的地方，開封後放置於常溫下即可。未開封的產品一般約可常溫保存兩年，開封後則盡可能要在一年內使用完畢。

一般市售的椰子油容器瓶口都較大，取用時切記不要用不乾淨的湯匙，也要避免滴到水。椰子油很怕水，一旦滴到水就會讓黴菌繁殖。

在學校等家裡以外的地方食用椰子油時，攜帶每包約含一大湯匙（等同一次攝取量）

椰子油會依室溫變化而改變狀態

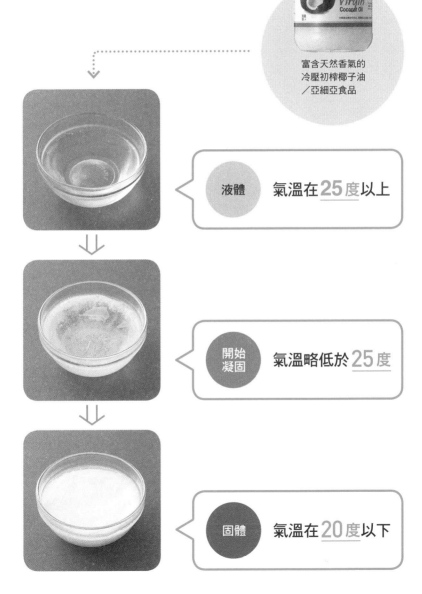

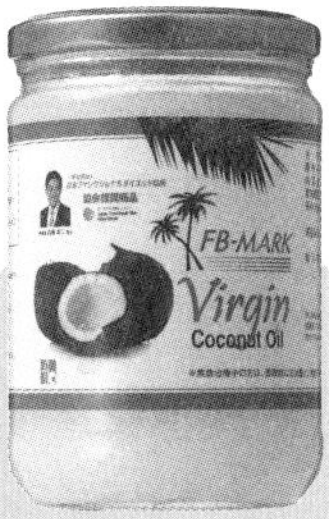

富含天然香氣的
冷壓初榨椰子油
／亞細亞食品

液體　氣溫在25度以上

開始凝固　氣溫略低於25度

固體　氣溫在20度以下

的隨身包就很方便。另外，天然的初榨椰子油會因為產地與製程不同而有甘甜獨特的香氣，有人不習慣這類香氣，所以最近也有無香味的產品或是加入葡萄柚風味的油品，各位可以依照喜好選購。

從小湯匙開始慢慢飲用

因為體質不同，有人在食用椰子油的時候會出現軟便，也有人會拉肚子，如果出現這樣的症狀請先停止食用。我比較建議各位在一開始的時候先用小湯匙飲用，要是腸胃沒有不適，再慢慢增加分量，一天可分早、中、晚、睡前四次飲用一大匙。

尤其早上是一天內血糖值最低的時候，可以讓身體比較容易吸收椰子油、產生酮體。

另外我建議一天飲用四次椰子油，是因為椰子油會在肝臟內產生酮體，並釋放在血液中。血液中的酮體值達到最高的時候，是攝取椰子油約三小時後，在那之後數值就會漸漸降低，在七到八小時後回到原來的標準。因此，每六小時攝取一次椰子油，可以讓酮體恆常維持在一定的範圍內。

在攝取椰子油約三小時後，酮體值會達到最高，因此各位不妨把這項特性發揮在比賽或考試之際。酮體一旦成為大腦的能量來源，專注力和注意力等認知機能就會提升，所以建議孩子們可以在考試前三小時飲用椰子油。

可以加在平常飲用的咖啡及蔬菜汁裡簡單攝取

美味又簡單地攝取椰子油的方法，就是將椰子油加在平常喝的咖啡、可可、豆漿等熱飲內，也可以加入自製的蔬菜汁或冰沙，獨特的濃醇口感，非常好喝。另外，加入咖哩或是小朋友愛喝的玉米濃湯裡也是不錯的選擇。

簡單美味的椰子油飲用法

加入咖啡

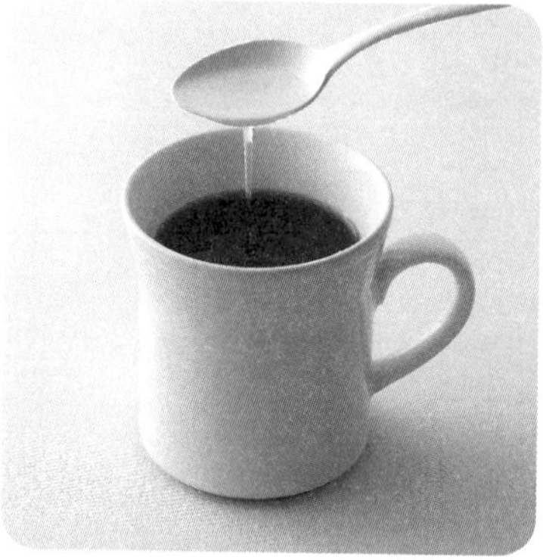

加入可可

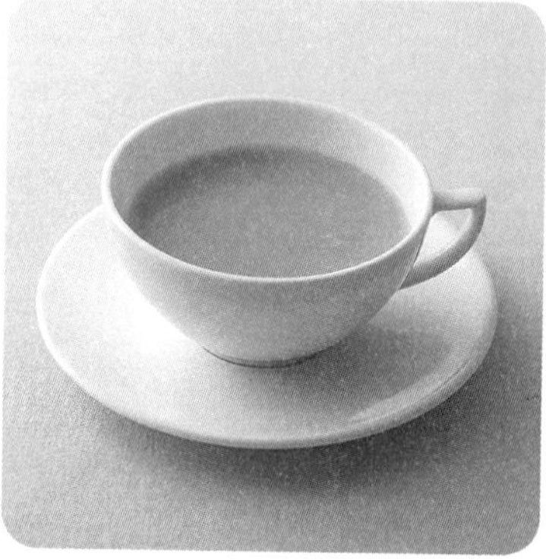

加入豆漿

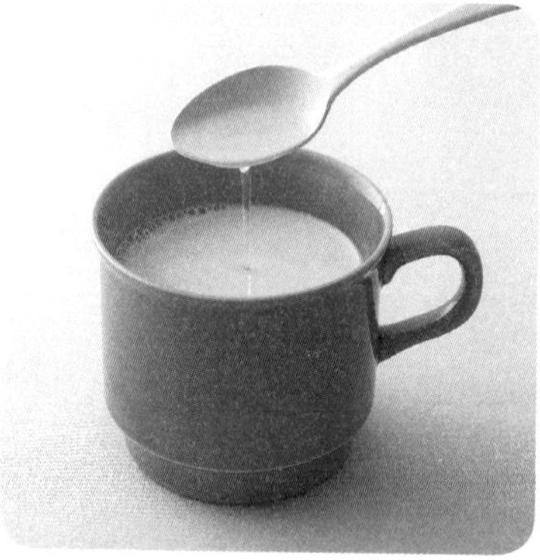

加入番茄汁

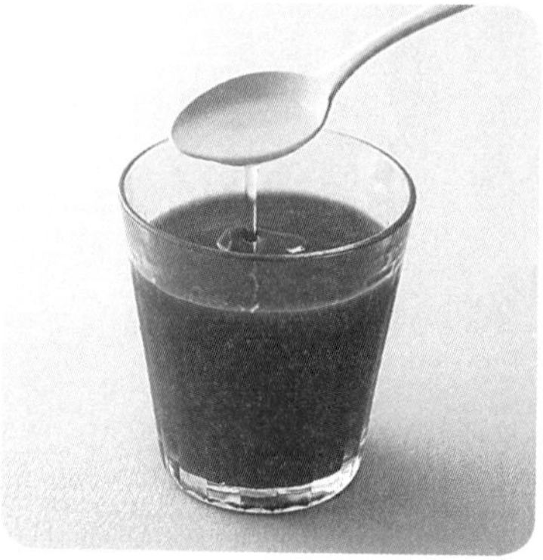

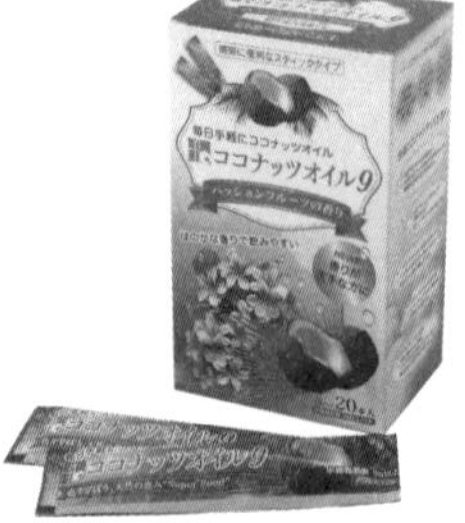

出門在外
可以攜帶方便的隨身包

椰子油9
百香果香／亞細亞食品

椰子油耐熱且較不容易氧化，因此很適合在熱炒或燉煮時使用，加上又有遇冷凝固的飽和脂肪酸特性，所以用來熱炒或是油炸時，料理就算涼了也不會變得黏糊或產生水分。各位不妨將目前使用的沙拉油改成椰子油，以降低會引發血管壁等發炎的Omega-6系列脂肪酸。

要特別注意的是，低溫會讓椰子油凝固，所以加入蔬菜汁等飲品時盡量不要加冰塊，建議常溫飲用。

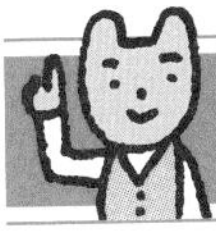

小結

- ☑椰子油製造的酮體能使大腦活化。
- ☑要選用冷壓初榨的椰子油產品。
- ☑可簡單地加在熱咖啡或是豆漿中飲用。

無形中活化大腦的脂肪攝取法

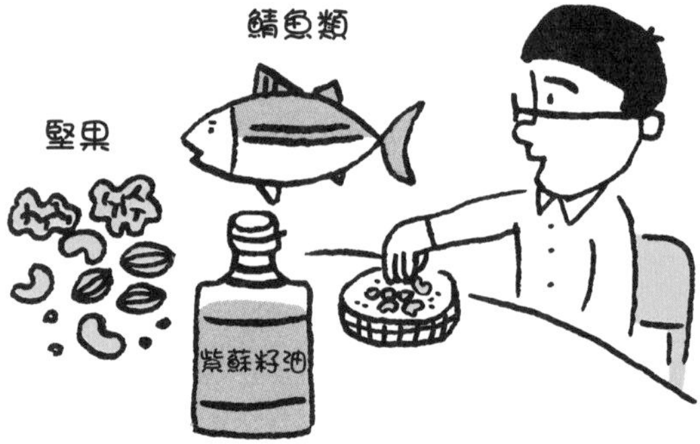

鯖魚類含有豐富的DHA可以讓腦部活化

我們在第四章提到要培育出聰明的孩子，脂肪的攝取是非常重要的，而其中一項便是椰子油，接下來我要說明如何妥善運用不飽和脂肪酸中的Omage-3系列脂肪酸。

Omage-3系列脂肪酸中含有α亞麻酸、DHA與EPA，很多報告都已經證明DHA和EPA可以提升記憶力和語言能力等認知機能以及行動能力等。

有一項研究是分別餵食一組老鼠吃DHA，另一組吃葵花油或橄欖油，然後測試牠們是否可以正確地在迷宮裡找到餌。研究結果顯示，餵食DHA的老鼠正確率較高。另外還有一項針對嬰兒IQ的比較研究，一組餵食含豐富DHA的母乳，另一組則餵食添加DHA的奶粉，測試嬰兒在八年後的IQ，結果顯示無論語言能力、行動能力或綜合能力，餵食母乳的兒童分數都比較高。

ＤＨＡ除了可以活化大腦，還能維持血管和血液中的紅血球彈性，也就是保持血液清澈，讓頭腦的血液循環順暢。另外最近也有許多改善兒童皮膚發癢、紅腫、濕疹等過敏症狀的研究報告，顯示ＤＨＡ有抗發炎的作用，也正是抑制發炎的前列腺素重要的材料，因此ＤＨＡ對於發育中的孩子來說可是好處多多。

秋刀魚、竹筴魚、鯖魚、沙丁魚等鯖魚類，以及鮪魚、鰹魚、鮭魚等都含有豐富的ＤＨＡ，可惜日本人近年來越來越少吃魚，現在的孩子也不太會挑魚刺。此外，ＤＨＡ因含不飽和脂肪酸，所以較不耐熱，以煎、煮、炒、炸的方式烹調和吃生魚片相比，ＤＨＡ會減少百分之二十到百分之五十。且最近也有報告指出，出貨到市場前的冷凍保存方式，會導致魚類的ＤＨＡ流失。

Y型迷宮的記憶測試
食餌性脂肪對老鼠行為所產生的效果

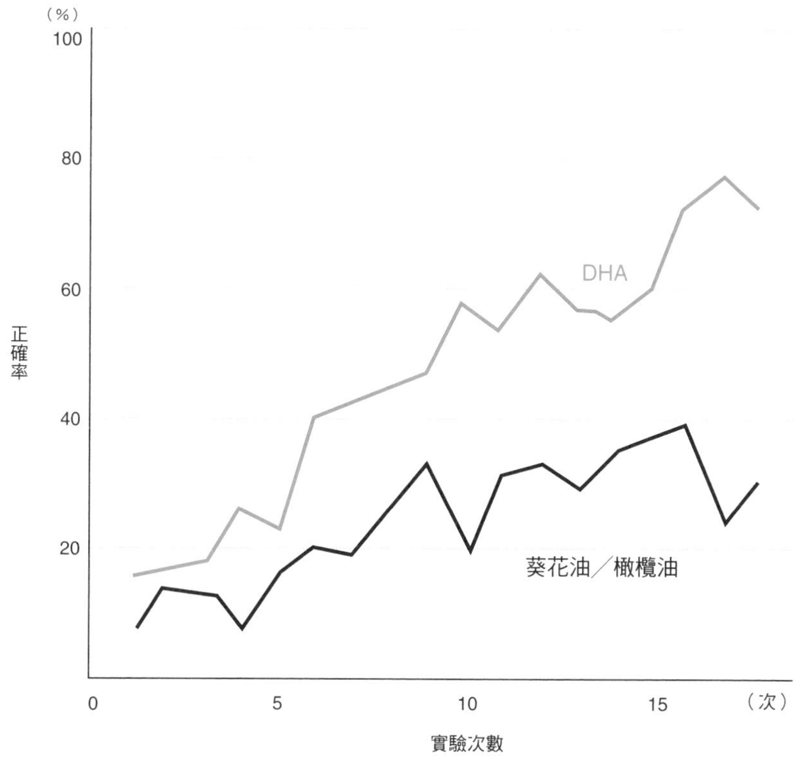

引自：Fujimoto K. et al. ed Chandra R. K. pp.275-284. 1989
ARTS Biomedical Publishers & Distributors, The Netherlands

魚類攝取不足的部分可以用魚罐頭取代

各位不妨利用秋刀魚、沙丁魚和鮭魚罐頭輕鬆攝取DHA。因為魚罐頭是將活魚處理、裝罐後，抽掉空氣再高溫殺菌製成，因此會完整保留DHA，而且由於密封包裝能長期保存，較不容易氧化。

日本厚生勞動省列出了十八歲男女每日分別應攝取的DHA標準，平均為一克以上，而對十八歲以下的兒童雖然並沒有訂立標準，但孩子其實一天食用一克也是沒有問題的。以魚罐頭來說，一克DHA相當於水煮秋刀魚罐頭約五十六克、水煮鯖魚罐頭約六十六克、水煮鮭魚罐頭約一八八克，這樣的分量小朋友們應該可以輕鬆食用。

除了DHA以外，魚罐頭還有其他兒童成長不可或缺的豐富營養素。

其中之一是鈣質。鈣質對成長中的骨骼形成非常重要，此外還有抑制急躁、緩和情緒的作用。令人開心的是，魚罐頭所含的鈣質比新鮮的魚還要多，基本上不管是吃生魚片或加熱烹調，除了一部分的小魚之外，其他魚類都無法連同骨頭一起吃，但罐頭經由高壓加熱，因此連魚骨也能吃，可以獲得的鈣質相對較多。

魚罐頭也含有非常多的維他命，其中之一是維他命D。維他命D可以讓腸內的鈣質吸收率提升，也可以協助鈣質定著於骨骼中。更重要的是能協助大腦的神經細胞成長，讓負責神經細胞間情報傳達的神經傳導物質增加。

除此之外，魚罐頭更富含維他命B群及維他命E，前者可以讓醣類或脂肪順利進行能量代謝，後者則有強大的抗氧化作用，能抑制腦神經細胞氧化。魚罐頭含有活化孩子的大腦不可或缺的豐富營養素，也是協助生酮飲食的好食材，大家不妨多多利用。

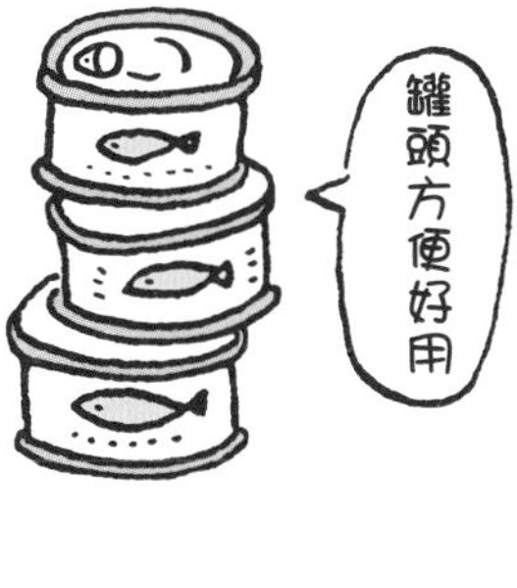

建議以富含 Omega-3 系列脂肪酸的堅果類當零食

對於至今的飲食生活都以大量醣類為主的孩子來說，點心時間不讓他吃零食或蛋糕等甜點或許會是一件非常痛苦的事。那麼，打造生酮體質時，選擇點心的重點是什麼？要吃些哪些食物才好呢？

我建議盡量選用含有豐富蛋白質的水煮蛋或起司當點心，而最推薦的則是杏仁、核桃、腰果、夏威夷豆、榛果、開心果等堅果類。

堅果類含有豐富的不飽和脂肪酸中的Omega-3系列脂肪酸，讓孩子在點心時間也攝取一些Omega-3系列脂肪酸是不錯的選擇。

澳洲和美國的大學研究指出，杏仁當零食吃可以抑制血糖值上升。這項實驗分為兩組，一組在上午及下午各吃四十三克的杏仁，另一組則完全不吃杏仁，結果顯示比起不吃

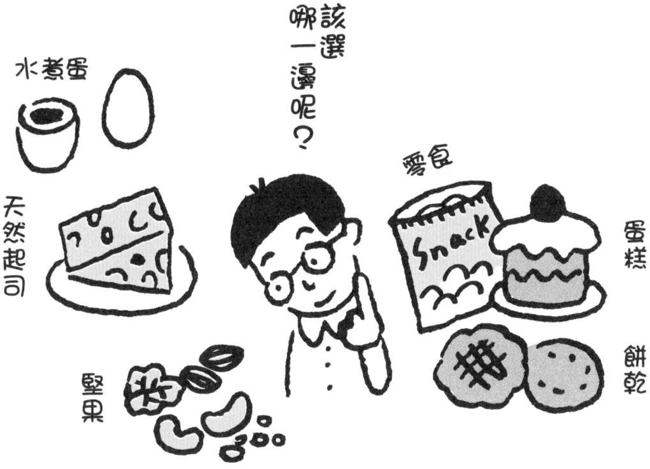

杏仁，吃杏仁的那一組血糖值明顯下降。

另外在這項研究中也發現，多吃堅果類能降低肥胖的風險。針對身體質量指數（BMI）達三十以上的中度・重度肥胖風險進行調查，發現食用堅果的人和不食用的人（一天平均五克）相比，BMI達到三十的風險約只有一半。

堅果其實還有抑制食慾的作用

許多人會認為堅果含有很多脂肪，所以

多吃容易發胖，但後來的研究反而顯示堅果有抑制食慾的作用，因而有助減重。把杏仁等堅果類當點心吃，可以在晚餐前抑制空腹感，並減少晚餐的食量，降低一天內攝取的總熱量。

此外，堅果類含有豐富的蛋白質、促進能量代謝的維他命B1，以及抗氧化能力很強的維他命E。

堅果的優點還有一項，那就是食用時必須多咀嚼，如前章所說，能促進大腦活化。但要是吃太多含糖堅果，容易使血糖值上升，所以選用無添加（乾烤）的種類較好。

徹底理解用餐的順序
確實打造生酮體質

進食的順序在生酮飲食中是很重要的。一般的孩子大多會從喜歡的食物開始吃，但要打造生酮體質，哪一種先吃、哪一種最後吃的「用餐順序」非常重要。

生酮飲食的基本原則是先吃主菜、副菜或湯（含蛋白質和脂肪、維他命和礦物質、膳食纖維），然後才吃白飯等主食（含醣類）。進一步來說，是先吃富含維他命、礦物質及膳食纖維的蔬菜、菇類和海藻類，再吃蛋白質和脂肪含量豐富的魚或肉類，有主食的話最後才吃主食，藉此防止餐後的血糖值急遽上升。

這樣的吃法還有兩項優點。

第一，是先吃蔬菜、菇類和海藻類等膳食纖維豐富的食品，可以確實減緩或阻斷腸道對醣類及脂肪的吸收。否則就算根據GI值選用食材、執行低醣飲食，也會因為先吃白飯而讓效果減半。

其次，先吃大量的沙拉或燙青菜，接著吃主菜時會產生飽足感，最後再吃主食，食量便會相對減少。一般來說，從開始用餐到有飽足感大約要花二十到三十分鐘，因此在吃主食前盡量多花一點時間，如此一來自然可以落實低醣飲食、維持生酮體質。

各位不妨從食物入口咀嚼三十次的習慣開始，咀嚼時手中若握有筷子或叉子，就會習慣性地將眼前的食物一口接一口送進嘴裡。因此在吃了一口後，要先放下筷子或叉子專心咀嚼，如此一來吃主食前的時間便拉長了。

很多孩子習慣熬夜念書，容易產生想吃消夜的衝動。但吃完消夜三小時以內就睡覺的話，幾乎無法使醣類轉換成能量，反而會形成中性脂肪儲存在脂肪細胞。

徹底掌握用餐的順序後，雖然吃完消夜後的血糖值會上升得比較緩慢，但在那之後就寢的話，也會因為沒有使用到血糖，一樣轉換成脂肪細胞堆積。此外近年來也闡明了與脂肪堆積有關的「BMAL1」蛋白質的存在，BMAL1是調整生理時鐘的物質，多存在於脂肪細胞，分泌量越多越容易儲存中性脂肪。問題是每天晚上十點到半夜兩點是BMAL1分泌最多的時候，也就是說，這時吃消夜的話，葡萄糖無法被消耗，反而形成中性脂肪漸漸被脂肪細胞吸收。因此孩子半夜肚子餓的時候，不妨讓他飲用一大匙椰子油來取代消夜，不但可以提升大腦的運轉速度、念書更有效率，中性脂肪也不會增加。

從半生酮體質提升為生酮體質的飲食生活

前面的章節講到擺脫對醣類的依賴、利用酮體作為大腦的能量來源，並透過生酮體質活化大腦，相信大家都已經非常清楚了。執行低醣飲食時，要多吃肉和魚、蛋、蔬菜、菇類及海藻類，零食則以堅果類為主，這樣的改變才能維持生酮體質。接下來我要說明面對比賽或考試時，如何藉由飲食進一步活化大腦。

▼若要吃白飯，應該早上吃還是晚上吃？

執行低醣飲食的過程中，總會遇到孩子無論如何都想吃白飯的時候。要是不在意主食減量而能持續低醣飲食倒還好，但若總是努力克制著想吃主食的慾望，恐怕中途就會遭遇挫折而無法持之以恆。因此，我們並不是一開始就以生酮體質為目標，而是以讓酮體和醣類同時為大腦提供能量的半生酮體質為目標。

我會這麼說，是因為光是處於半生酮體質的狀態，大腦就會比單純依賴醣類時運轉得更快。

那麼，為了打造生酮體質，白飯到底應該早上吃還是晚上吃呢？相信很多人都想知道。直接講結論的話，白飯還是晚餐吃比較好。

但必須注意的是，晚餐非吃白飯等主食不可時，要盡可能減量，頂多吃半碗就好。另外也要盡量以膳食纖維豐富的糙米取代白米，糙米能讓葡萄糖的吸收變慢，不會造成餐後血糖值急遽波動，可防止「血糖飆升」。

還有在吃飯的時候，要先吃魚、肉、蔬菜等配菜和湯，而且別忘了細嚼慢嚥，這樣才可以攝取到所需的蛋白質和脂肪。另外配菜和湯可以讓人感到飽足，所以就算飯量減少也能飽餐一頓。

就如前面所說的，當血液中葡萄糖和酮體共存時，會優先使用葡萄糖作為能量來源，而正餐所攝取的醣類約七到八小時會消耗完。

因此早餐吃白飯的話，到午餐之前身體都會使用葡萄糖作為能量來源，酮體完全派不上用場。但要是晚餐吃白飯，便會在睡眠時消耗葡萄糖，假設晚上九點吃完飯，那麼隔天早上葡萄糖便消耗完畢，身體轉而運用酮體，這時攝取蛋、肉、魚、椰子油等含脂量高的食品，酮體在血液中的濃度就會增加，促使大腦活化。

▼晚上可以吃消夜嗎？

我認為「就算在考試前睡眠也要充足，才能讓大腦活化」，因此盡量不要讓孩子熬夜念書以至於要吃消夜。

話雖這麼說，但孩子難免會有不得不熬夜的時候，這時到底該不該吃消夜呢？

基本上不要吃比較好，但要是餓得受不了一定要吃東西，也絕對不能吃醣類含量高的飯糰等，相信從頭讀到這裡的各位應該都能了解。要是晚餐已經吃了白飯，消夜又吃飯糰，只會造成雙重打擊，讓血糖值急遽起伏，結果犧牲睡眠時間熬夜念書，卻因為低血糖而頻頻打瞌睡，反而導致學習效率低落。

要是孩子因為肚子餓而無法集中精神念書，不妨替他準備一些杏仁等堅果類，或水煮蛋、起司等，不含醣類但含有豐富優質蛋白質和Omega-3系列脂肪酸的食品。

規律的飲食生活有助轉換成生酮體質

▼用餐時間固定比較好？

要是孩子每天早上通學的話，應該比較不會有早餐時間不固定的情形，但晚餐時間則往往會因為補習或上才藝課而不固定。

就結論來說，最好是在固定的時間用餐，一天三餐規律的飲食非常重要。人體的消化運動有固定的節奏，生理時鐘也有一定的規律。

尤其是接近考試的日子，考生的飲食跟生活都要有規律，這一點相當重要。考試時生理時鐘如果錯亂，頭腦就會昏昏沉沉，平常答得出來的問題會無法解答，也會不斷犯下粗心大意的錯誤。

尤其不能不吃早餐，睡覺時把葡萄糖消耗完了早餐卻又不吃，在沒有足夠能量的狀況下去學校上課或考試，頭腦絕對沒有辦法好好運轉。

葡萄糖被消耗完畢後，就是改由酮體作為能量來源的絕佳機會，以我個人來說，早餐一般只喝新鮮蔬菜汁和添加椰子油的咖啡。

在新鮮的蔬菜汁裡加入水果也不錯，蔬菜和水果含有豐富的維他命和礦物質，可以調整身體狀況，還有膳食纖維能減緩葡萄糖在腸內的吸收，讓排便更順暢。但是水果往往含有很多醣類，這一點要特別留意。水果中富含的醣類是果糖，果糖會讓葡萄糖的吸收速度加快，使血糖值急速上升。因此要盡量避免果糖含量高的香蕉和哈密瓜，選擇不太甜的葡萄柚、草莓或蘋果。

至於新鮮蔬菜汁的食材，也不是任何蔬菜都可以，像醣類多、ＧＩ值高的紅蘿蔔就最好不要用。另外椰子油會增加酮體生成的速度，也可以讓頭腦變得更靈活。

應該也有一些孩子下課後，會先回家吃晚飯再去補習。剛才說過，如果要吃白飯等主食，晚餐會比早餐來得適合。因為早餐攝取醣類會使「血糖飆升」，陷入低血糖的狀態，導致整個上午頭腦都沒有辦法好好運轉，還會昏昏欲睡。

晚上在補習班上課也是一樣的道理。晚餐要是吃很多白飯，只會讓那天更疲勞，精神無法集中。所以我建議孩子補習當天的晚餐盡量少吃白飯，切記要以蛋白質和脂肪為主。

▼趕時間的話可以狼吞虎嚥嗎？

孩子有時候早上睡過頭，或是下課回家後又趕著去補習，早餐或晚餐就草草了事，這樣絕對不好。

狼吞虎嚥容易讓血糖值上升，用餐後引發「血糖飆升」。匆匆忙忙地吃飯，縱使趕得上學校或是補習班上課時間，頭腦也會混混沌沌，昏昏欲睡，這樣一點意義都沒有。

何況前面我們也說過充分咀嚼的效用，所以為了不要遲到，請盡量每天提早起床，讓自己有充裕的時間用餐。

請各位回想自己小時候，應該都有感覺才剛入睡卻馬上又被叫起床的經驗吧！這代表小孩睡得很沉。生酮體質有一個特徵是，早晨很快就能清醒過來，因此無論睡得多沉，在該起床的時間就會輕鬆地起床。不妨試著讓孩子悠哉地起床，細嚼慢嚥地吃完早餐後再去學校吧。

或許很多人會覺得「要補習的話就沒有辦法這麼悠哉了」，所以去補習班的路上，會隨便在便利商店買甜麵包或飯糰果腹。但前面已經說過了，吃菠蘿麵包或奶油麵包容易使血糖值急遽上升，在這樣的狀態下學習，頭腦不可能清醒。

比起準時到補習班上課，好好吃飯對活化大腦才重要。所以不論再怎麼匆忙，用餐時

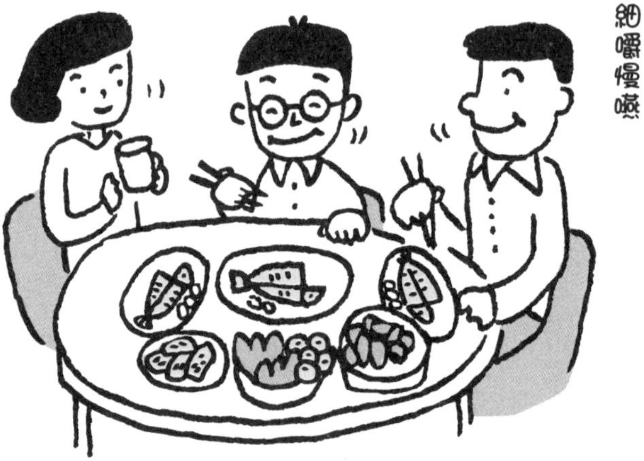

最少都要花十五分鐘專心咀嚼。

細嚼慢嚥和考試成績息息相關，因此平常多留一些吃飯時間，打造血糖值不會急速上升的體質，這一點才是最重要的。

▼西式濃湯比較好？還是味噌湯比較好？

在日本，越接近考試期間天氣越冷，因此維持身體暖和，讓血液順暢地流入腦部也是非常重要的事。這時來碗西式濃湯或味噌湯可說再好不過了。

若是選擇西式濃湯，在食材的挑選上要非常注意。西式濃湯基本上以玉米濃湯和南瓜濃湯為主，但根莖類的醣類含量高，因此我較不推薦。請各位盡量選擇醣類含量較少的食材，低GI的花椰菜或茄子都是非常好的選擇。

小結

- ☑鯖魚罐頭含有活化大腦的DHA，能提高效率。
- ☑建議點心選擇水煮蛋、起司或堅果類。
- ☑用餐時建議從配菜開始吃，比較容易獲得飽足感。

提升免疫力，打造不輸給感冒和花粉症的體質

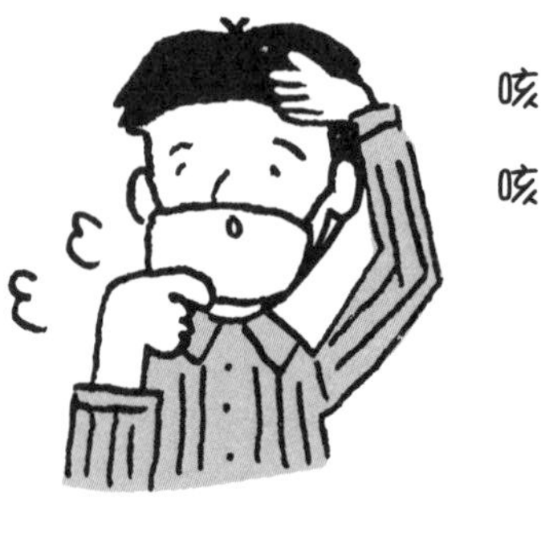

考試前應注意預防感冒、流行性感冒和花粉症

執行低醣飲食時，少吃主食和甜食，多吃肉類、鯖魚類、椰子油、堅果類等，攝取優質蛋白質和脂肪，可以確實提升認知力與專注力等腦部機能。到了這個階段，孩子或許以為自己已經做好萬全的準備，可以面對比賽或考試了——但其實這還不算完整。

各位應該擔心的還有一項，那就是在考季要預防感冒、流感的傳染，有些人還得煩惱花粉症發作。好不容易有了活化的大腦，要是因為得了流感而臥床，或因為花粉症讓原有的實力無法發揮，那麼所有的努力就都白費了。

去學校或補習班時記得戴口罩，回到家後也別忘了將身上的花粉抖掉，並用肥皂洗手，這樣多少可以預防感冒和流感，也能防止花粉症症狀加劇，但光是這樣還不夠。

更重要的是增強我們身體的免疫力。

整頓腸道環境可以增強免疫力

成為生酮體質後，免疫力會比過去更強，至於原因為何，便是由於做好腸道環境的保健。

「腸道環境和免疫力有什麼關聯呢？」應該很多人會有這樣的疑問。

所謂的免疫力，是指人體本身具備的自然治癒能力。雖然我們全身都具有這項免疫機能，但負責免疫力的免疫細胞約有六到七成都集中在腸道內。因此，整頓腸道環境可以活化腸道的蠕動，讓負責免疫力的白血球，以及免疫主角淋巴球的運作更活潑，增強免疫力對抗感冒與流感等病原體和過敏反應。

各位或許都知道，免疫力增強會讓人較不容易罹患感冒或流感，就算感染了症狀也不會太嚴重，但免疫力與過敏反應的關聯則是在近來的研究中才闡明。

淋巴球有許多種類，其中一種是輔助T細胞，不但影響花粉症等過敏症狀和膠原病等自體免疫疾病，更與癌症發病息息相關。

輔助T細胞還分為一型及二型，兩者均衡，才能維持身體健康。要是失去平衡，就會引起花粉症等過敏症狀。

腸道環境取決於腸內好菌和壞菌的平衡

相信各位已經明白，維持腸道環境健康可以增強免疫力，接著我就簡單地說明如何做好腸道保健。

我們人類的腸道內有數百萬種、約一百兆個細菌，形成了腸道菌叢。此外還有因發酵而形成的好菌，其中的代表為乳酸菌，更有使腸內消化物腐敗形成有害物質或導致脹氣的壞菌，如產氣莢膜梭菌（Clostridium perfringens）和大腸菌等，還有第三種「伺機菌」來調節好菌與壞菌的平衡。一般來說，好菌和壞菌各約佔一成，其餘的八成都是伺機菌。因此如果好菌在腸內比較佔優勢，伺機菌就會偏向好菌，讓腸道環境變好，相反的，如果壞菌佔了優勢，伺機菌便會讓腸道環境大亂，導致拉肚子或是便秘，並且降低免疫力。

發酵食品中的乳酸菌可以活化大腦和免疫力

要做好腸道保健，最簡單的方式就是食用「發酵食品」。味噌、醬油、醋、味醂、酒釀、紅麴、納豆、醬菜等，在我們身旁就有許多隨手可得的發酵食品。

那麼所謂的發酵到底是什麼呢？簡單來說，就是微生物在人體內產生有益物質的作用。譬如微生物進行發酵，就可以讓食品中的蛋白質分解成胺基酸、脂肪分解為脂肪酸、醣類分解為葡萄糖。這樣一來，腸道的消化會變好，也更容易吸收營養素。此外發酵也能讓食品變得更美味、提高營養價值，並延長保存時間等，有著各式各樣的功用。

發酵所需的微生物裡，廣為人知的是乳酸菌。乳酸菌將醣類等分解為養分的同時，也會不斷增生更多乳酸，讓腸道環境變好、免疫力增強並且消除過敏。

乳酸菌又分為植物性的味噌、醬油、醬菜、紅酒等，與動物性的起司、優格等。其中植物性乳酸菌有耐強酸的特性，活蹦亂跳地抵達腸道內可增加免疫力。此外乳酸菌還會平衡輔助T細胞的一型和二型，抑制過敏反應。

最近也有報告指出，食用發酵食品進行腸道保健，會給予大腦活動正面的影響，對於減輕壓力和不安也有所助益。

骨膠原高湯
可療癒腸道、增強免疫力

各位或許聽過所謂的骨膠原高湯瘦身法，認為骨膠原高湯「不增加脂肪但可以獲得飽足感」、「富含組成膠原蛋白所需的營養素」、「可以幫助身體排毒」、「療癒關節」、「抑制發炎」等，因為具有非常多的效用，一時蔚為話題。

什麼是骨膠原高湯呢？就是牛、豬、雞等家禽類的骨頭燉煮的湯。或許很多人會認為那和雞湯、牛骨湯、豬骨湯沒什麼不一樣，但其實最大的不同是去除了脂肪成分。

骨膠原高湯中含有一種蛋白質稱為膠原蛋白，也有從骨頭熬出的豐富礦物質，其中將骨膠原高湯中豐富的膠原蛋白分解後，溶入湯汁裡的膠質更可以治癒腸道。

膠質有安定胃和腸壁（消化黏膜）的功能，此外膠質中所含的甘胺酸能抗發炎、保護和治癒腸道，更有調節免疫作用的功能。

沒有朝氣、腸胃不適時
輕鬆用雞翅熬出 骨膠原高湯

材料（4人份）

雞翅⋯⋯⋯⋯⋯⋯⋯⋯⋯⋯8隻
月桂葉⋯⋯⋯⋯⋯⋯⋯⋯ 1片
生薑⋯⋯⋯⋯⋯⋯⋯⋯⋯ 1塊
青蔥⋯⋯⋯⋯10cm（綠色部分）
酒⋯⋯⋯⋯⋯⋯⋯⋯⋯⋯1/2杯
鹽⋯⋯⋯⋯⋯⋯⋯⋯⋯1/3小匙

作法

1. 將所有材料和5杯水倒入鍋中，用中火煮。
2. 沸騰以後轉小火，撈掉湯裡的浮渣。
3. 注意火候，維持小滾，仔細將湯上所有的浮渣撈掉，約煮60分鐘。

利用 骨膠原高湯

感冒時可以溫暖身體的
蘿蔔泥蛋花湯

材料（1人份）

骨膠原高湯⋯⋯⋯⋯⋯ 150ml
蘿蔔⋯⋯⋯⋯⋯⋯⋯⋯⋯ 100g
鹽⋯⋯⋯⋯⋯⋯⋯⋯⋯⋯ 少許
雞蛋⋯⋯⋯⋯⋯⋯ 半個～1個
薑末⋯⋯⋯⋯⋯⋯⋯⋯⋯ 少許

作法

1. 將蘿蔔磨成泥瀝乾。
2. 將骨膠原高湯倒入鍋中，用中火煮開後加入1。
3. 再次沸騰後，加鹽調味，打入蛋花，略熟後熄火，加入薑末。

在考前寒冷的季節裡，骨膠原高湯除了可以讓身體暖和，還能治癒腸道、調節免疫機能，可說是再適合不過的好湯。

充分的睡眠可以對抗壓力

良好的睡眠品質除了可以整理記憶、使大腦的運轉更順暢，還可以提升抗壓性。因此正如前面所說，不要讓孩子熬夜念書，每天應該要有約七小時的充足睡眠。

那麼對大腦來說，良好的睡眠品質指的是什麼？

我們在睡覺的時候，分為快速動眼期睡眠和非快速動眼期睡眠。快速動眼期睡眠是指雖然睡著了，但睡得很淺，大腦仍不斷運作，而非快速動眼期睡眠則是睡得很沉，大腦處於休息狀態。剛才我們說過，小時候睡覺常常一覺到天亮，這就表示是處在非快速動眼期睡眠的狀態。所以如果可以維持非快速動眼期睡眠，也就能讓大腦充分休息。

從入睡後開始三個小時內，屬於品質最好的非快速動眼期睡眠的時間帶，而幫助我們進行非快速動眼期睡眠的，便是讓人產生睡意的荷爾蒙褪黑激素。褪黑激素一般在晚上十點開始分泌，凌晨兩點到四點時分泌量達到高峰，因此考生不要熬夜太晚，應盡可能在晚上十點到十一點就寢。

不過考前的壓力往往會讓人難以入眠，在這種情況下要馬上睡著有幾項要訣。

首先，盡量在睡前三十分鐘停止念書。因為就算闔上書馬上就寢，大腦其實也還在運轉，所以會很難入眠。其次，念完書後不妨花二十到三十分鐘，用三十八度到四十度的熱水泡個澡，放鬆身心、消除壓力，讓大腦準備進入睡眠模式，這樣便容易很快就睡著。早上在固定的時間起床，起床後打開窗簾讓陽光照射到房間內，如此一來身體的生理時鐘會重新啟動，開啟活動模式。

每天只要像這樣規律作息，就能讓大腦順暢地運轉。

要是各位每天都能反覆實踐前面提到的這些作法，相信一定可以確實讓大腦活化。那麼不管考試是在一年後、一個月後或一週後，都可以維持同樣良好的狀態。就讓我們從今天開始進入生酮飲食的生活吧！

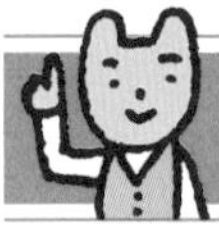

小結

- ☑做好腸道保健可增強免疫力。
- ☑發酵食品和骨膠原高湯可整頓腸道環境。
- ☑品質良好的睡眠可以消除壓力。

第6章

正式上場！比賽和考試前活化大腦的方法

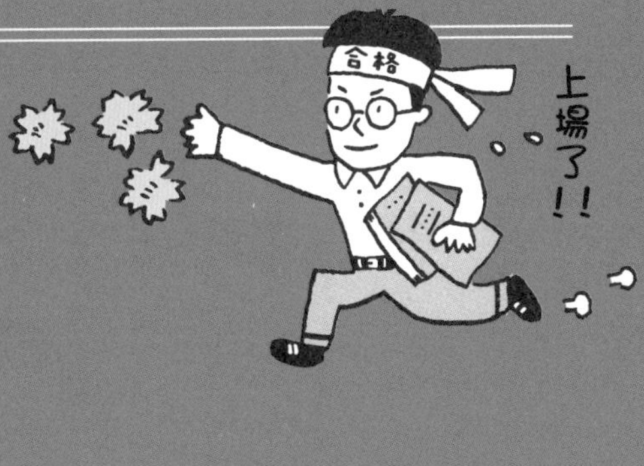

比賽、考試前一週開始徹底執行生酮飲食

比賽、考試前一週開始還不晚
活化大腦的生酮飲食食譜

要花多少時間讓身體轉變為生酮體質因人而異。要是徹底執行低醣飲食、以攝取優質蛋白質和脂肪為主，有些人一週左右就可以產生酮體，也有人需要花三個月的時間。但是比賽或考試前一週開始執行也不晚，還是能確實讓大腦活化。

因此考前一週要將所有事項貫徹到底。

不管是父母或是孩子，大家每天都很忙，所以只有一餐吃麵包應該沒關係吧！——請各位盡快丟掉這種僥倖的想法。切記甜麵包、鹹麵包、泡麵，還有巧克力、蛋糕等甜食，以及可樂等冷飲，這些一口都不能吃。

接下來我要介紹的是比賽、考試前一週建議孩子吃的菜單。

考前1週的菜單 | 7天前

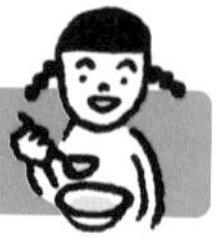

主菜 香煎豬肉佐酪梨醬綠色蔬菜核桃沙拉

材料（2人份）

厚切豬里肌肉……………………2片
鹽、胡椒……………………各少許
椰子油……………………1大匙
番茄……………………1/2顆
酪梨……………………1/2顆

A｜醋1大匙、橄欖油1大匙、醬油1/2小匙、鹽1/4小匙、百里香少許

B｜綠色沙拉葉1/2袋、對切核桃4個（切薄片）

▶卡路里
459 kcal

▶醣類
2.3 g

▶膳食纖維
2.9 g

作法

1. 將豬肉的筋切斷後輕拍，撒鹽、胡椒，以椰子油煎至恰到好處。
2. 番茄去籽，切成1cm立方大小，酪梨也切成1cm立方大小。
3. 將A拌勻後加入2混合。
4. 將1裝盤，淋上3的醬汁後，擺上B的蔬菜。

配菜小靈感

配菜1 法式蔬菜雜燴（紅蘿蔔、蓮藕、牛蒡）便當

配菜2 洋蔥鴻喜菇鮪魚咖哩濃湯

＊標記 便當 代表適合帶便當

＊烹調用油除了椰子油，也可以選用自己喜歡的油。

考前1週的菜單 | 6天前

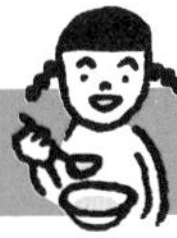

主菜 沙丁魚番茄炒蛋

材料（2人份）

沙丁魚……………3隻（切成3片）
番茄……………………………………1顆
青蔥…………………………………1/2把
椰子油………………………………1大匙

A | 酒1大匙、熱水150ml、醬油1/2大匙

雞蛋……………………………………2顆
山椒粉……………………………少許

▶卡路里 296 kcal
▶醣類 3.3 g
▶膳食纖維 6.0 g

作法

1. 沙丁魚、番茄切成一口大小，青蔥切成3cm長。
2. 平底鍋中倒入椰子油，開中火加熱，煎沙丁魚。稍微有點焦後放入番茄和青蔥輕炒，略熟後加入A，煮1～2分鐘。
3. 打入蛋花，煮到自己喜歡的熟度後，撒上山椒粉即可。

配菜小靈感

配菜1 酸橘醋拌小松菜、和布蕪海藻

配菜2 豆芽金針菇牛肉湯

考前1週的菜單 | 5天前

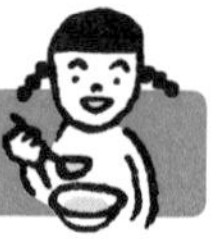

主菜 鰤魚蘿蔔咖哩湯

材料（2人份）

鰤魚………………………………… 2片
蘿蔔……………………………… 250g
青蔥……………………………… 1/2根
生薑………………………… 切成3薄片

A | 酒1大匙、昆布3×3cm 1片、水40ml、鹽1/4小匙、咖哩粉1/2小匙

萬能蔥蔥花 …………………… 1/4把

▶卡路里
246 kcal
▶醣類
5.3 g
▶膳食纖維
2.5 g

作法

1. 將鰤魚對切，蘿蔔滾刀切成一口大小，青蔥切成3cm長。
2. 在鍋內放入A混合，再放入蘿蔔，用中火煮，蓋上鍋蓋約煮15分鐘。
   接著加入鰤魚、青蔥、薑片，沸騰後用小火繼續悶煮約15分鐘。
3. 蘿蔔煮到軟透後即完成。
   連同湯汁一起盛碗，撒上蔥末。
   依個人喜好淋上椰子油或椰奶。

配菜小靈感

配菜1 燙豬肉片白菜海帶芽沙拉

配菜2 紅蘿蔔舞菇拌芝麻醬 便當

*標記 便當 代表適合帶便當

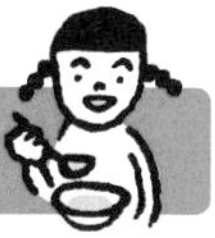

主菜 鮪魚醬蒸雞肉 便當

材料（2人份）

雞胸肉…………………… 1片（300g）
鹽……………………………… 1/4小匙
酒……………………………… 1大匙
熱水…………………………… 50ml
油漬鮪魚罐 …………………… 1小罐

A | 美乃滋1大匙、伍斯塔醬1/2小匙、芥末籽醬1小匙、檸檬汁1小匙、鹽少許

巴西里切末 ………………………少許

▶卡路里
304 kcal
▶醣類
1.6 g
▶膳食纖維
0 g

作法

1. 雞胸肉撒鹽搓揉入味，放入鍋內後淋上酒。倒入熱水，蓋上鍋蓋，用中火悶煮7～8分鐘。
熄火後不要馬上打開鍋蓋，放置冷卻後，將雞胸肉切成5mm厚備用。
2. 將罐頭裡的鮪魚連同油一起搗碎，加入A攪拌。
3. 將1盛盤後擺上2，撒上巴西里末。

配菜小靈感

配菜1 大頭菜小黃瓜羊栖菜沙拉佐法式椰子油沙拉醬

配菜2 菠菜鴻喜菇培根味噌湯

考前1週的菜單 | 3天前

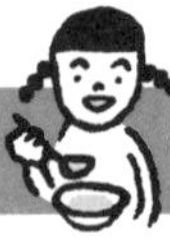

主菜 韓式泡菜煮牛肉與油豆腐

材料（2人份）

牛肉片……150g
油豆腐……1/2塊
蘿蔔……200g
青蔥……1根
椰子油……1大匙
A | 熱水200ml、醬油1大匙
韓式泡菜……100g

▶卡路里
381 kcal
▶醣類
9.1 g
▶膳食纖維
4.2 g

作法

1. 將油豆腐的油吸乾，切成一口大小備用。
蘿蔔切成圓薄片，或斜切成緞帶狀。
青蔥切斜片。
2. 平底鍋裡倒入椰子油，開中火加熱，將牛肉炒熟。
接著加入A，沸騰後再放入1，蓋上鍋蓋煮約7～8分鐘。
3. 蘿蔔煮到軟透後，放入韓式泡菜拌匀，再燜煮一下即可。

配菜小靈感

配菜1 鯛魚醃魚片沙拉（綠色沙拉葉、紅椒）

配菜2 海帶芽番茄蛋花湯

考前1週的菜單 | 2天前

主菜 芥末籽醬拌炒鮭魚杏鮑菇 便當

材料（2人份）

- 生鮭魚……2片
- 杏鮑菇……1盒
- 洋蔥……1/2個
- 綠蘆筍……50g
- 椰子油……1大匙

A | 芥末籽醬2大匙、醬油1/2大匙

▶卡路里 233 kcal
▶醣類 7.7 g
▶膳食纖維 3.0 g

作法

1. 將鮭魚和杏鮑菇切成一口大小。
   洋蔥切成約1cm寬的瓣狀。
   蘆筍切成3cm長。
2. 在平底鍋裡倒入油，開中火加熱，先煎鮭魚。
   雙面煎上色後，加入杏鮑菇和洋蔥拌炒，
   炒熟後加入蘆筍輕炒，最後倒入A混合即可。

配菜小靈感

配菜1 牛蒡與羊栖菜拌鮪魚美乃滋 便當

配菜2 茼蒿豬絞肉豆漿湯

＊標記 便當 代表適合帶便當

考前1週的菜單 | 1天前

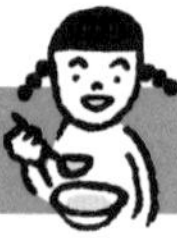

主菜 雞肉丸子豆腐湯

材料（2人份）

- 雞絞肉……200g
- 鹽……少許
- 洋蔥末……50g
- 蛋黃……1顆份
- 木棉豆腐……1塊（300g）
- 青蔥……1根
- 紅蘿蔔……50g
- 金針菇……1盒
- 昆布……3×3cm 2片
- 酸橘醋醬油……適量

> 醋1/3杯、醬油1/3杯、高湯1/3杯，攪拌均勻即可。

▶卡路里 368 kcal
▶醣類 12.0 g
▶膳食纖維 4.3 g

作法

1. 肉拌入鹽，加入洋蔥末、蛋黃拌勻備用。
2. 青蔥切斜片，紅蘿蔔切絲，金針菇切除根部後撥開。
3. 在鍋中放入昆布和3～4杯的水，用中火煮。
   沸騰後，將1揉成一口大小的肉丸放入鍋中。
   顏色變深後撈掉浮渣，放入切成大塊的豆腐，再倒入2一起煮，最後加入酸橘醋即可。

配菜小靈感

配菜1 番茄葡萄柚海蘊沙拉

配菜2 椰子油拌炒蓮藕豬肉 便當

＊標記 便當 代表適合帶便當

比賽、考試當天早上食用椰子油提升酮體值

●離比賽或考試只剩三小時，這時應該怎麼做？

從各位翻開這本書的第一頁開始，就開啟了以葡萄糖和酮體作為能量來源、打造半生酮體質的飲食生活。等到接近比賽或考試的日子時，再徹底執行低醣飲食，積極攝取優質蛋白質和脂肪，以便進一步打造生酮體質。這些方法前面都已經說明過了。

接著我們就來談談，考試當天的早餐應該吃些什麼。

我要強調當天務必食用椰子油。

當然，如果每天早上都會食用椰子油，考試當天早上吃跟平常一樣的早餐也沒問題。

倘若前一天晚上並未將椰子油用在晚餐裡，那麼當天早餐的飲料或菜餚中請務必加入一大匙（15毫升以上）椰子油。

日文裡炸豬排與勝利諧音，因此有些人會在考前吃炸豬排，求個好彩頭。或許會有人認為「那用椰子油炸豬排最好了，吃了就一定可以過關」。可惜的是，考試當天早餐如果真的吃炸豬排，只會讓考生的應試能力下降。

因為炸豬排外面會裹上一層麵包粉或是麵粉。小麥不只會讓血糖值上升，還會阻礙酮體合成。所以與其吃炸豬排，還不如用椰子油煎漢堡排，不過要注意漢堡排也會使用小麥，此外咖哩和白醬裡也會加入麵粉。

考試當天的早上若要吃肉，就選擇牛排、烤雞肉或烤豬肉這類簡單烹調的食物，因為這些料理的調味大多只用鹽、胡椒、香草、醬油、味噌等，所以不需要擔心攝取過多醣類。

考試當天早上為什麼要食用椰子油，相信聰明的各位應該已經知道了吧！

執行低醣飲食、攝取優質蛋白質和脂肪，到產生酮體需要一定的時間。為何會優先使用葡萄糖作為能量來源，是因為用餐後血糖值會立刻上升，也就是說，用葡萄糖當能量來源是一件很簡單的事。相對來說，用脂肪酸轉換成酮體作為能量來源就要花比較長的時間，因此我們的身體才會優先選擇簡單好用的葡萄糖。

不過椰子油富含的中鏈脂肪酸，與動物性脂肪富含的長鏈脂肪酸相比，不但腸道的吸收速度快四倍，產生酮體轉換成能量來源的速度也比長鏈脂肪酸快十倍左右。

也就是說，椰子油作為能量來源有立竿見影的效果。

考試當天早餐食用椰子油還有另外一個理由——請試著回想食用椰子油後，血液中的酮體值多久會達到高峰。沒錯，攝取椰子油後三小時，我們的酮體值便會來到最高峰，這時也正是頭腦運轉狀態最好的時刻。因此建議各位讓孩子在早上考試前三小時食用椰子油，以發揮速效。

另外下午考試的時候，也可以攜帶隨身包的椰子油，在早上考試開始前一刻飲用，這樣一來，下午的考試開始時酮體也會來到最高峰。

以下幾點請各位多加思考並做好準備。

●緊張到沒有食慾怎麼辦？

孩子在考試當天通常都會相當緊張，也可能因為過度緊張而沒有食慾，白費了父母特別準備的早餐或中午便當。這時候，不妨喝杯溫豆漿或新鮮蔬菜汁加上椰子油，到了午餐時間，喝碗骨膠原高湯加椰子油也就夠了，這樣就能充分幫助大腦運轉。

●中場休息時間可以吃些什麼？

要是早上因為太緊張而吃不下早餐，那麼很有可能午餐前肚子就會餓得受不了，最適合在這時候吃的就是堅果和起司。當然，也可以讓孩子攜帶椰子油隨身包在中場休息時飲用。

巧克力和甜點絕對不能吃，如果吃巧克力可以讓心情穩定的話，建議選擇可可含量百分之七十以上的巧克力。

比賽、考試當天推薦和不推薦的早餐・午餐

	推薦	不推薦
早餐	在咖啡、可可或豆漿裡加入椰子油	一大碗白飯
	蔬菜為主的新鮮蔬菜汁	塗滿人工奶油的吐司
	荷包蛋	沙拉（淋上沙拉油做的市售沙拉醬）
	起司	
	水果沙拉・紫蘇籽油加醋的沙拉醬等	香蕉和哈密瓜等醣類含量高的水果
中午便當	鮭魚糙米或黑米飯糰	裝滿便當盒的白飯
	花椰菜起司豬肉捲	只有大飯糰的便當
	豆芽蕈菇炒牛肉	內餡少的三明治
	雞腿肉捲	速食店的漢堡
	骰子牛排	麵衣很厚的炸豬排
	不甜的煎蛋捲	市售肉含量低的漢堡排
	燙豬肉片沙拉	水果甜點
	蕈菇培根熱沙拉	含果糖的運動飲料或是冷飲
	骨膠原高湯加椰子油等	可可含量少的巧克力甜點

●口渴的時候該喝什麼？

考場裡如果開著暖氣，在極度緊張又必須盡快作答的情況下，容易感到非常口渴。要是出現脫水症狀，會造成大腦運轉低落、思考能力下降。因此考試時適時補充水分是一件很重要的事。但如果喝了含葡萄糖或是人工甜味劑的運動飲料或冷飲，反而會讓血糖值急速上升，引發「血糖飆升」，導致低血糖而昏昏欲睡。因此這時候最好只喝礦泉水或茶。

●早餐和午餐都應該細嚼慢嚥

我們處於緊張狀態的時候，通常都會狼吞虎嚥，沒有心情好好咀嚼。但如同剛剛說的，如果吃得太快，會讓血糖值急速上升，因此建議一口要咀嚼三十次再吞下。細嚼慢嚥可以讓大腦活化，還會分泌「幸福荷爾蒙」血清素，讓心情更沉著。

只要根據以上的建議作好萬全的準備，相信一定可以獲得期待中的佳績。

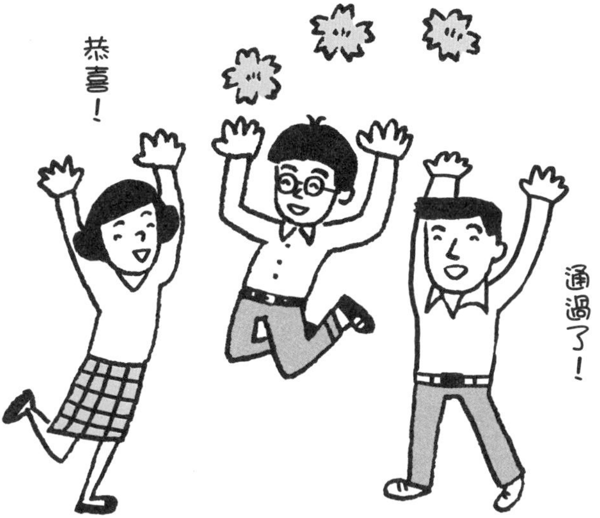
恭喜！
通過了！

後記

台灣，加油！

和許多前輩相同，我因為身體狀況出現問題，決心淡出競爭激烈的汽車電子產業。在一連串的因緣際會下，開啟了自己的橄欖油品油師養成訓練，適才發現過去所知道的油品知識和營養學的內容有太多謬誤。

此外，台灣的生酮飲食族群都是透過各種不同媒體自我學習，在混亂的知識狀態中，又無奈地必須與大街小巷的碳水化合物共處，所以要正確執行生酮飲食是難上加難。反觀日本對生酮和低醣飲食的執行，已經進入自我管理和企業自省的階段，在不同的協會團體默默耕耘下，已經有非常多的減醣食品可以從生活百貨市場中購得。

自從加入白澤博士的日本機能飲食協會後，我最大的發現是大部分執行生酮飲食的人並不是為了減重，而是進行預防醫學的自我學習。目前協會有三百位指導員，且很榮幸白澤博士的海外授課在台灣有了起步，未來也將以台灣作為據點，擴大推廣至大中華地區。

目前籌備中的「中華食源教育推廣協會」，宗旨正是推廣健康產業的發展、協助飲食教育深耕市場、建立消費和生產之間對於食品的信賴關係、促進食品營養與食材烹調的相互依存，並且透過飲食教育的海外交流，對社會有所貢獻，同時促使民眾實踐健康生活。本書意在推廣正確的飲食教育，希望為我們的社會創造更健康均衡的生活環境。

中華食源教育推廣協會發起人

謝素麗

LOHAS・樂活

生酮飲食讓孩子變聰明

醣類DOWN，學習力UP！日本名醫教你提升孩童免疫力與專注力

2018年6月初版
2021年7月初版第五刷
定價：新臺幣350元

著者	白澤卓二
譯者	謝素麗
	林蔚儒
審訂者	黃威勝
叢書主編	林芳瑜
叢書編輯	林蔚儒
內文排版	王麗鈴
封面設計	林芷伊

出版者	聯經出版事業股份有限公司
地址	新北市汐止區大同路一段369號1樓
叢書主編電話	(02)86925588轉5318
台北聯經書房	台北市新生南路三段94號
電話	(02)23620308
台中分公司	台中市北區崇德路一段198號
暨門市電話	(04)22312023
郵政劃撥	帳戶第0100559-3號
郵撥電話	(02)23620308
印刷者	文聯彩色製版印刷有限公司
總經銷	聯合發行股份有限公司
發行所	新北市新店區寶橋路235巷6弄6號2F
電話	(02)29178022

副總編輯	陳逸華
總編輯	涂豐恩
總經理	陳芝宇
社長	羅國俊
發行人	林載爵

行政院新聞局出版事業登記證局版臺業字第0130號

本書如有缺頁，破損，倒裝請寄回台北聯經書房更換。
ISBN 978-957-08-5125-0 (平裝)
聯經網址 http://www.linkingbooks.com.tw
電子信箱 e-mail:linking@udngroup.com

國家圖書館出版品預行編目資料

生酮飲食讓孩子變聰明：醣類DOWN，學習力UP！
日本名醫教你提升孩童免疫力與專注力/白澤卓二著．
謝素麗、林蔚儒譯．初版．新北市．聯經．2018年6月（民107年）．
240面．14.8×21公分（LOHAS・樂活）
譯自：Dr.白澤の 頭は1日でよくなる ケトン食でできる子に
ISBN 978-957-08-5125-0（平裝）
[2021年7月初版第五刷]

1.健康飲食 2.小兒營養

411.3 107007375